U0035927

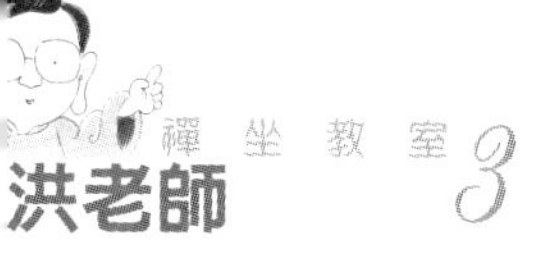

MIAODING GONG

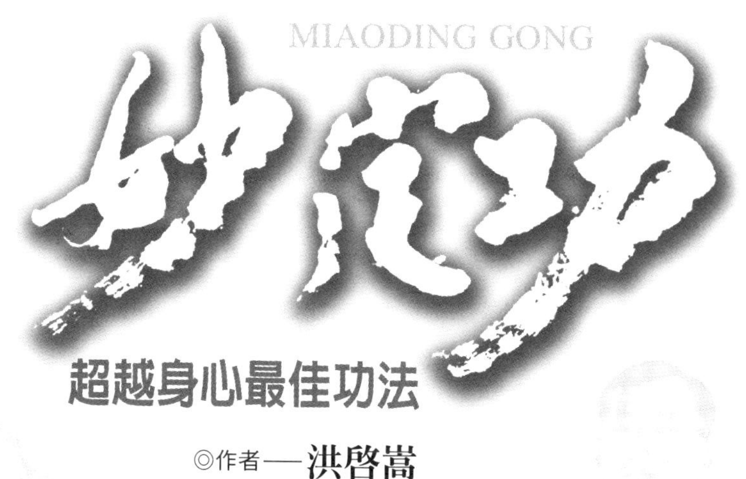

超越身心最佳功法

◎作者——洪啓嵩

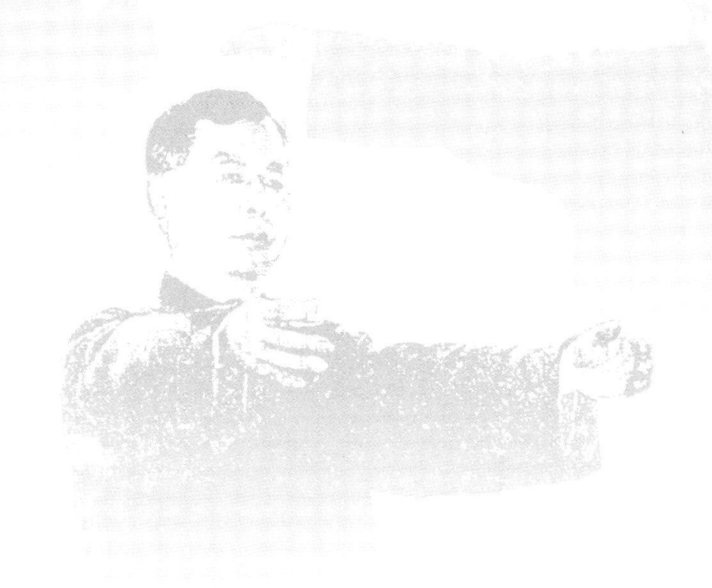

誰適合使用本書呢？如果您希望身體健康，又能修身養性，如果您沒有時間運動，夢想利用睡覺的時間運動；如果您家有希望長春長壽的銀髮族，或是正值發育的青少年；如果您希望身心氣脈修行圓滿；本書將為您帶來不可思議的驚喜！這套功法不但能使身心健康快樂，更能快速昇華到內在的覺悟、慈悲，是人類身心演化的大躍進！

CONTENTS
目錄

PART……… ❶

觀念

PART⋯⋯⋯❷

基礎動作

PART⋯⋯⋯❸

方法

PART……❹

生活

PART……❺

分享

出版緣起

在人類的生命發展史上，禪定是最精緻，也是最深奧的生命學問。透過坐禪，使人類在身體與心靈上，發展出最極緻、圓滿的境界。因此，把禪定視為人類生命發展上最光明的寶珠、最究竟的高峰，並作為人類精神文明的代表，可以說是最恰當的。

但是，在過去的經驗當中，禪定往往是投注無比身心精力，透過長期專注修持者的專利品，他們雖然獲得許多珍貴而圓滿的生命經驗，為人類生命開拓出光明的成果。但是，他們卻宛如人類生命中的貴族一般，擁有無比珍貴的生命發展的奧義及技術，往往無法普及於大眾，使人類的身心性命普及提昇，實在十分可惜。

因此，如果能讓禪定的智慧及技術，普及於人間，使每個人都能自在適意的學習正確而直捷的禪法，並獲得身心增上的果實，而使人類生命更加發展、昇華，並進化得更加圓滿，實在是這個時代的重要課題。

二十一世紀是充滿各種可能的時代，人類向上發展

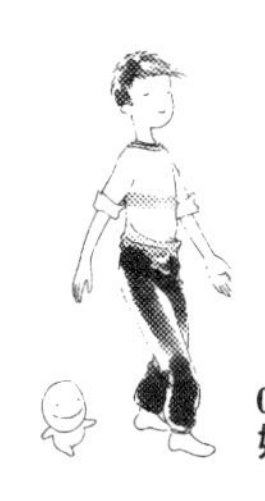

或向下沈淪，都充滿了未定之機。人類要使自己更加進化，或在生技世界中物化，甚至失掉人自身的認知，更是重要的關鍵時刻。因此，這是一個擘劃人類嶄新願景，與再次普遍昇華人類生命的新世紀，而坐禪正是這一智慧、生命昇華的重要觸媒。

所以，這個禪坐教室，就是為了使過去人類偉大的生命貴族們所成就的身心境界，迅速而普遍的落實到所有的生命，使每個人的身心，都得到進化昇華而成立。

這個禪坐教室，可以說是為所有想增長昇華身心的人，所規畫的完整訓練課程。希望提供所有的人，從初級的靜坐，到專修禪法的完整修學指導與諮詢，讓所有希望學習的人，正確、迅速、翔實的學習靜坐，並獲得禪法改善身心的圓滿果實。

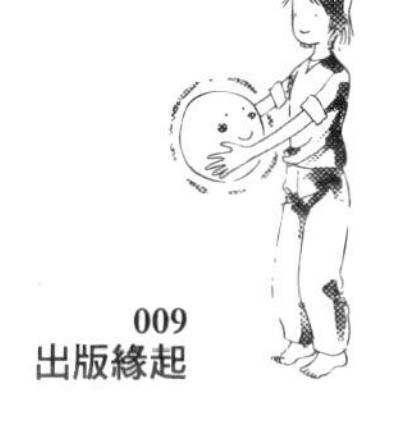

作者序

妙定功原本是由禪法發展出來的功法，透過佛陀的妙身相好及自身對心、氣、脈、身的體悟，建構出佛身生理學，而依法身中脈之理及佛身生理學，發展出最簡單易學，但卻具有不可思議妙效的妙定功。

事實上，能夠成就佛身相好莊嚴的因緣條件，是由廣大福德所積聚而成的，並且依於無執的空性，以大悲心來圓滿成就。

而妙定功則是依於此佛身之理，以最直接的方便，讓大眾迅速改善身心，成證圓滿理想身心的方法。

由於自幼體弱，因此從小對強健的身體健康，有著深刻的期望。而成長過程中，身體曾受嚴重內傷，因此每當睡覺時，時常覺得胸口宛如壓著石頭一般，更是十分的苦惱；再加上歷經多次與死神擦身而過的經驗，更對生死有了極為深刻的感受。

生命實在不可思議，由於在五歲時親見工人在眼前慢慢過世，加上七歲時父親的逝世，讓我一直想尋找超越死亡的方法。

所以，從十歲開始學習坐禪。雖然天生體弱，再加上身受內傷；但延續不斷的禪修，使自己進入大學之後，身心有了極大的突破；十年的修習，終於有了些許

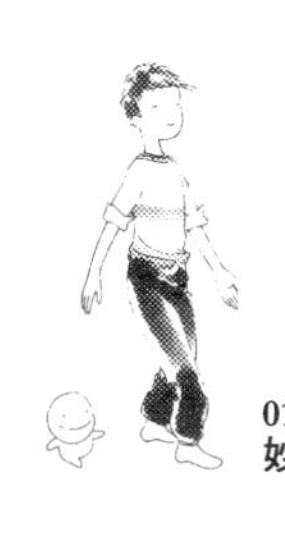

的成果。

這時，不只因內傷，乃至心窩腫處，開始氣機貫通，而胸骨、肋骨及脊骨也開始陸續產生變化，身體不只日益健康，而且全身的骨骼、身形也逐漸變化，呼吸愈來愈細微，而心念也更加的自然專注。這些因緣，也成為「放鬆禪法」與「妙定功」的發展根基。

身心變化最強烈時，是在南投別毛山閉關時，這時身體完全放鬆、能自然伸縮，也因為此時的經驗，所以才發展出「放鬆禪法」。

而七十九年的一場大車禍，幾乎奪走我的生命，全身受創傷重，而脾臟也因碎裂而割除，身體功能與過去已不可同日而語。

但不可思議的是，雖然身體受創嚴重，但由於心力的不斷增上，依然產生許多微妙變化，似乎不因受創而停止進步。而前年四、五月時，一些同修向我問及調身及鍛鍊的方法時，我就隨宜向他們解說。

由於這些同修大多是習武者，而我對於武術是個門外漢，所以只有以自己學禪調身的心得及三十年來，在禪修中身心的變化向他們說明。而這些內容，也是我一直想解說的「佛身生理學」。

而這些隨宜解說，竟引發他們極大的回響反應，他們在經由調整之後，不只身心氣脈日漸通達、身體更加健康，氣力也增加了。

由於這些因緣，我認為這些調身的方法，能使大家的身心受到極大的利益，所以就將最重要而基本的十個動作，編成十式的「妙定功」開始教授。

這十式雖然簡單，但卻能涵容人類身體的最重要基礎，使人類的身體在最簡單、自然、放鬆的狀況，開展無盡的生機與力量。希望能幫助大家能迅疾有效的改善身體上的問題，進而影響呼吸及心念而產生最深刻的寂定。

妙定功對身心兩利，功效卓著，許多同修不論男、女、老、少，經由短期間的修習，就已經有了極好的成效。

妙定功能增進身體功能、修身養生、回春延命。使心靈放鬆自在、心念明晰常定、增長智慧與慈悲，具有儲存未來圓滿生命的能量。

當我們享受現代文明科技的幸福生活之際，同時我們也面臨了外在環境更多的壓力與染污。我們若能以妙定功的方法，讓身體做全方位的調練與增長，人類必定能更快速的進化，圓滿理想完美的身相，而創造出更光明的幸福。

現在，希望能夠將「妙定功」的方法呈現給大家，讓大家能很快的獲得妙定功的利益，乃至深入於微妙的禪定境界，得致更圓滿的生命。

本書有完整的妙定功教授，從觀念、準備到方法的練習，以及將妙定功運用於日常生活中，讓學習者能依據本書，將妙定功的利益實踐在自己的生命中。

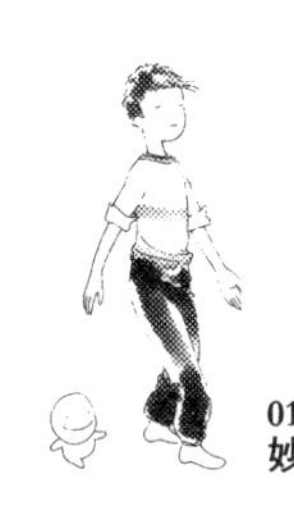

而書中也有練習後的檢測方法，讓學習者能印證自己學習的效果。

希望大家都能輕鬆地自然學成妙定功，妙定成自然。

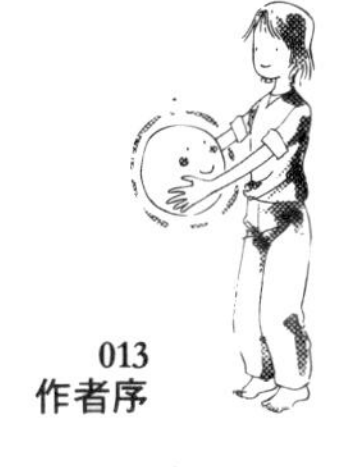

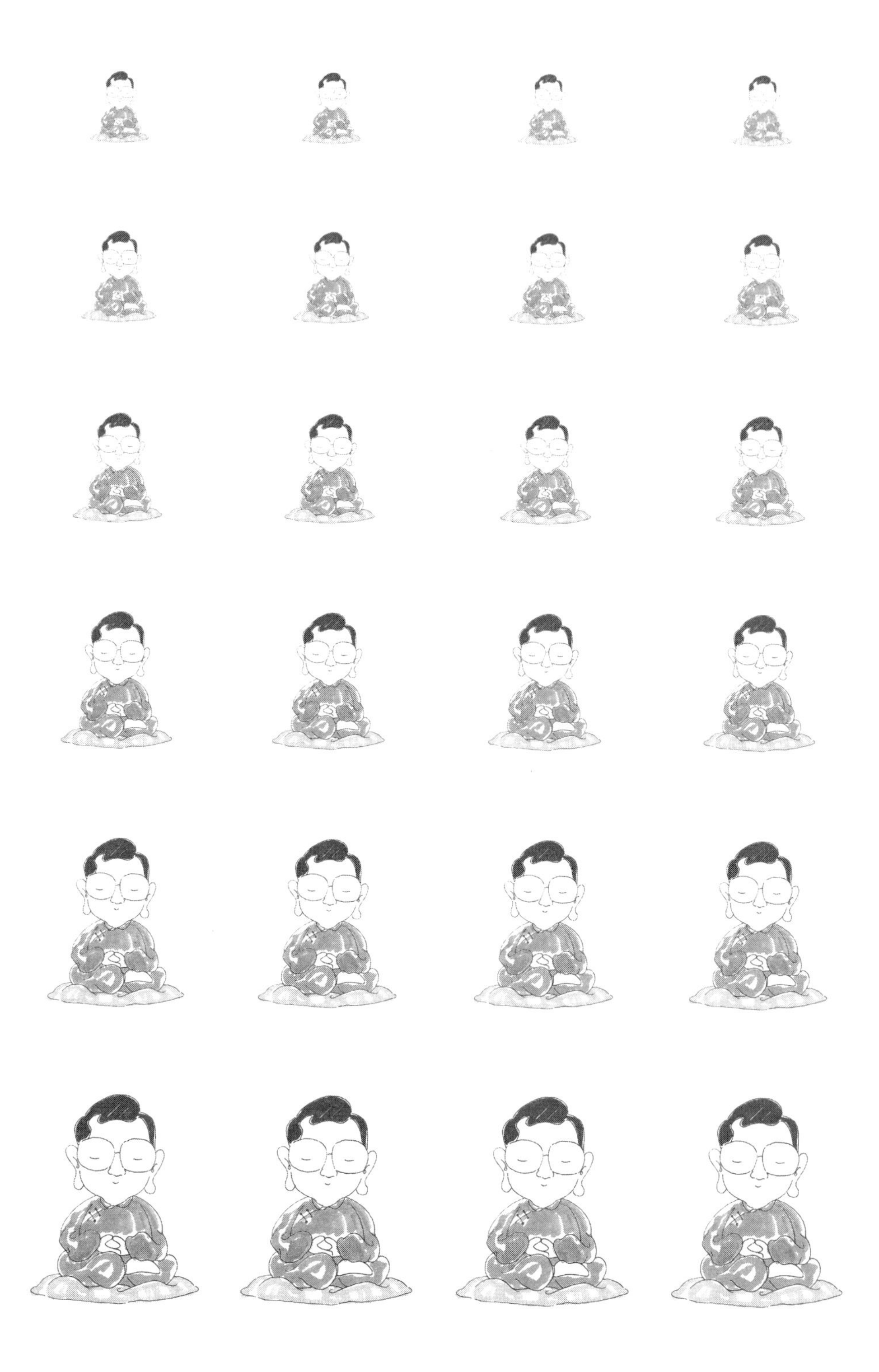

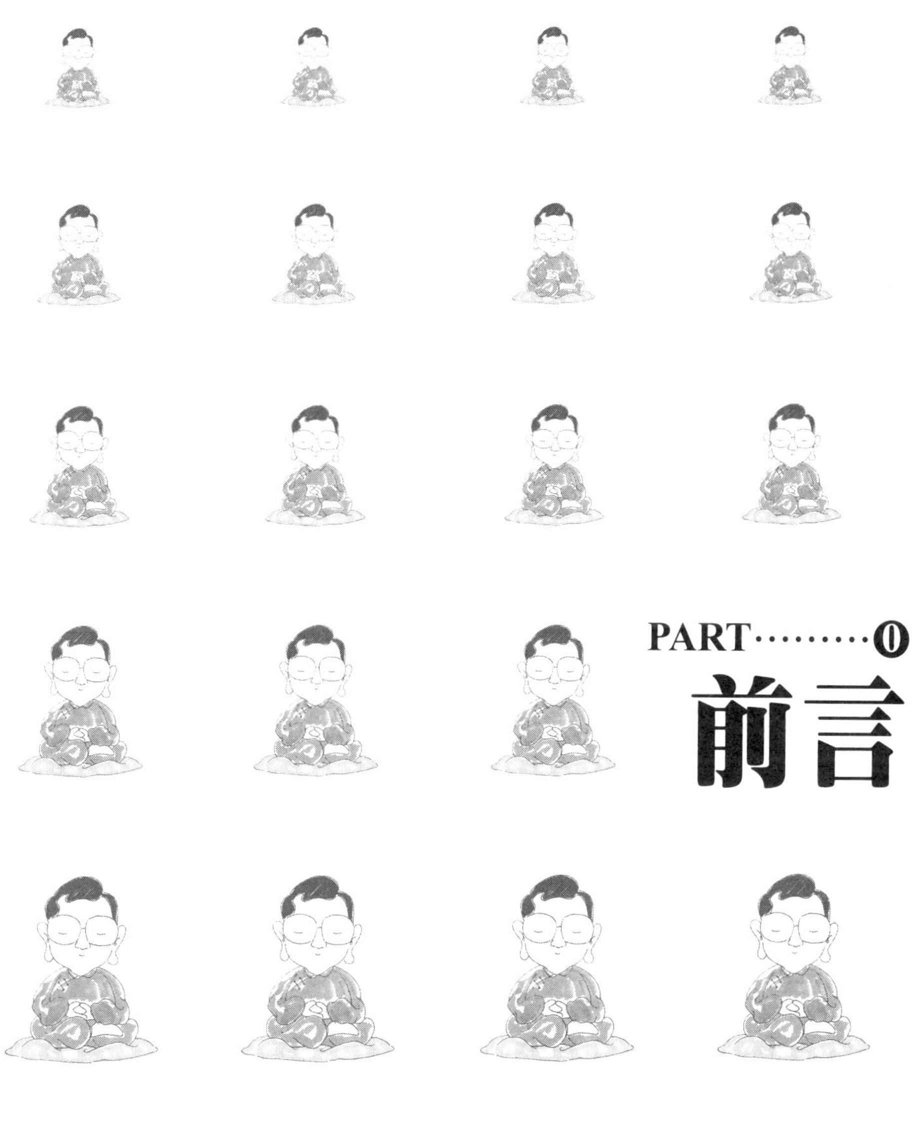

PART……… 0
前言

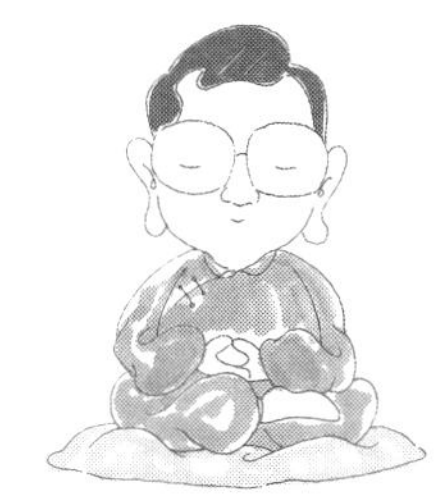
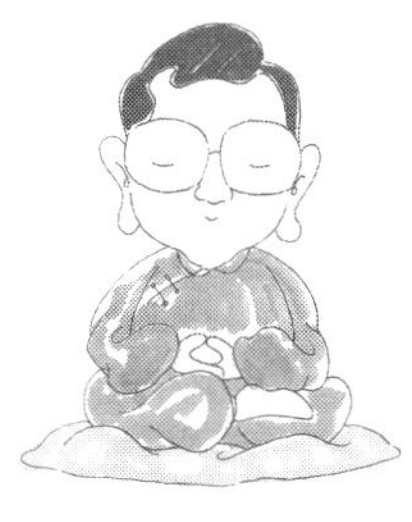
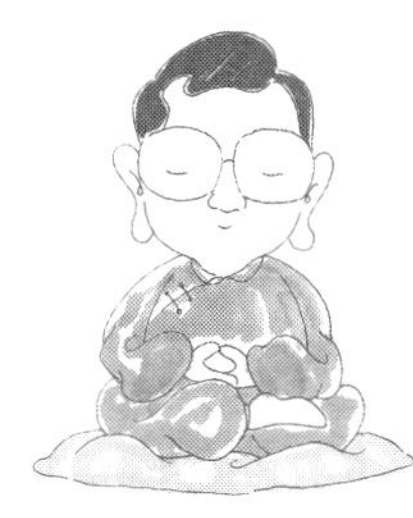
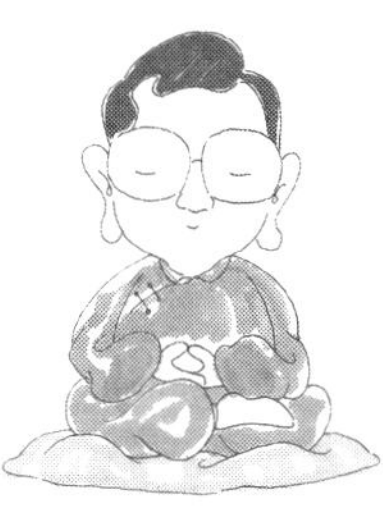

1 什麼是妙定功

・妙定功的誕生

妙定功創發的由來，在最初始時，是因為我在教學禪坐課程中，一些練武術的學生，常常問及一些關於學習武術時身心變化的問題。而我對於武術是外行，所以都以自己學習禪定、調練身心的心得，以及多年來在禪修中身心的變化來說明。

所以在指導學生的過程，我開始思惟如何幫助他們改善身體的架構，將之調整趨近圓滿安適的生理狀況，讓他們的功夫能夠更增上。

事實上，想要成就至圓滿理想的身相，是要聚集多種因緣的，要具足福德，再加上依於無執著的空性智慧，以及廣大的悲心，三者具足才能圓滿成就。

然而，練習妙定功的方法，可以讓學習者直接從外相上調整，在簡單的十式中，讓身體安住在最自然、放鬆、調適的狀態，進而影響我們的呼吸與心念，然後產生最深的寂定，由於練習此方法可以獲得微妙甚深的禪定，因此取名為「妙定」，這也是妙定功命名的由來。

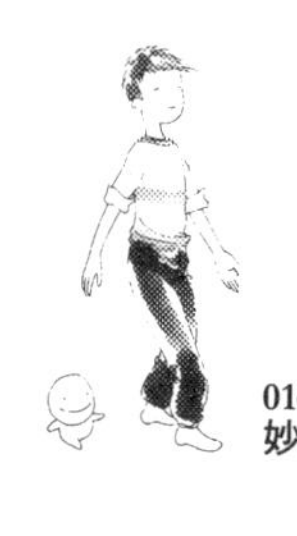

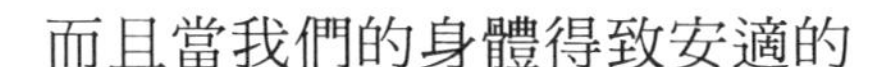

而且當我們的身體得致安適的健康之後，心念更能寂定，心、氣、脈、身、境也能漸漸的統一圓滿；所以在世間上成就健康的身心、長壽自在，在出世間獲得圓滿殊勝的禪定，我們也能漸漸如同佛陀一般，具足無礙的慈悲、勝福與智慧了。

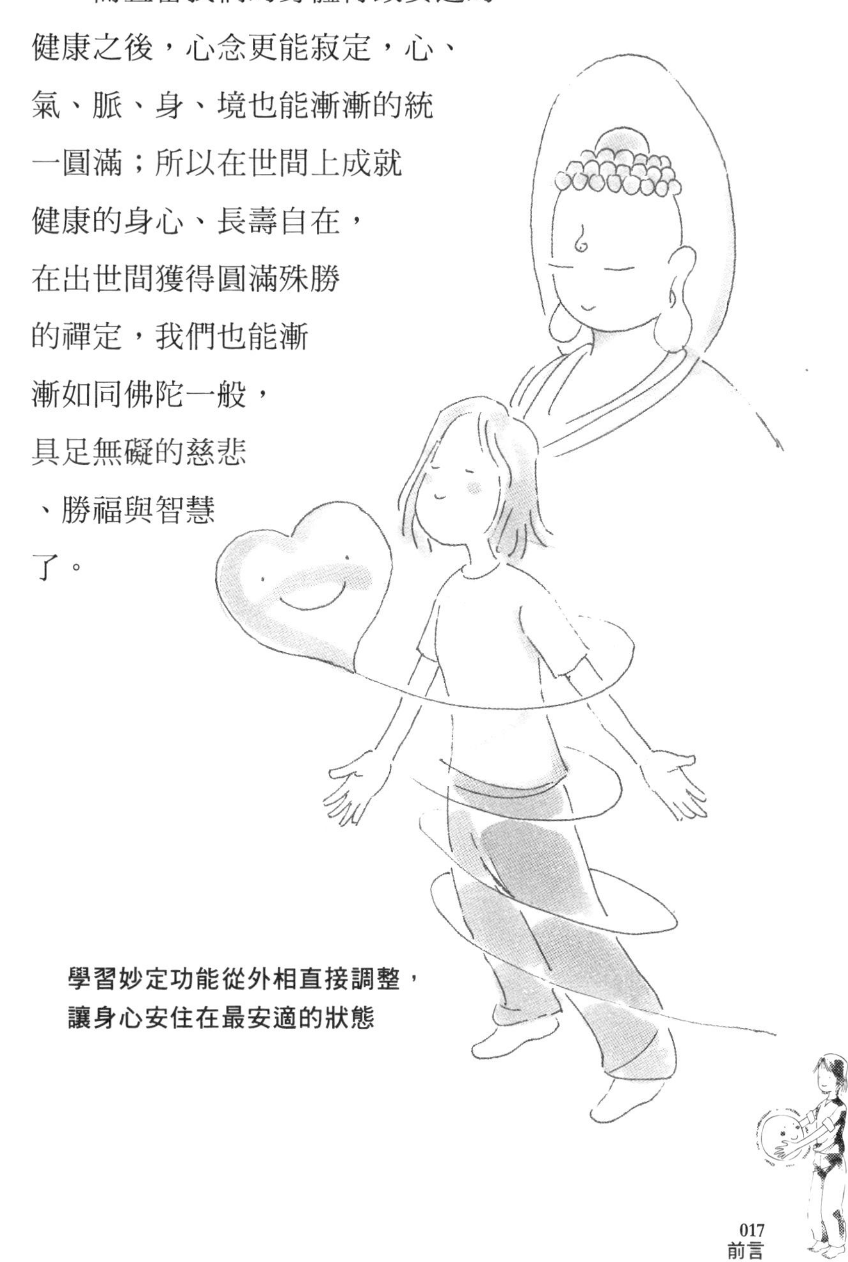

學習妙定功能從外相直接調整，
讓身心安住在最安適的狀態

・迅疾成就圓滿身相的功法

在教學的過程中，許多同修經由短期間的修習，身心都有很大的改變，其功效相當卓著。

這套功法不只讓學習者在身體上能得到迅速的改善，許多身體早期的傷害與病徵，都會隨著練習而浮現，而且自然而然地將病源去除，達到深層的淨化，讓身體做了全面性的調養與改善。

很多人經由練習之後，甚至有長高及調整身形的現象，頭骨和臉型都可能改變；有稜有角者轉化為圓潤，豐腴者更健美，羸弱者變得較強壯。身體在練習過程中漸漸趨近理想完美的身相。

不僅讓學習者體能增強，精神充沛、容光煥發，在心理上也有卓著的功效。煩燥不安的心情會漸趨於平靜安定，在心靈慢慢沈澱的過程中，甚至產生清明的智慧，進而產生慈悲之心。

這個方法的誕生，希望能為人類的進化，貢獻出微薄的力量，讓人類在自然的狀態中，迅疾成長圓滿的身相。

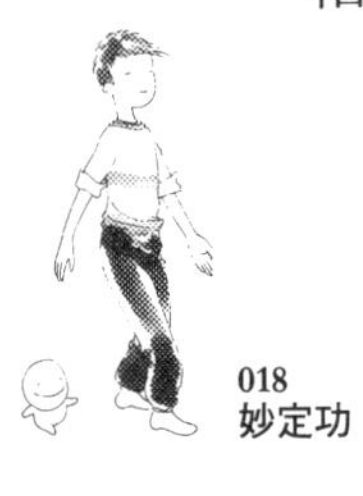

2 妙定功的利益

對一般人而言，妙定功是一套能夠增強身體的功能，具有健身妙效，達成養生常春的功法。對修行者而言，更是一套能夠調整身心，使學習者康健長壽、心靈放鬆自在，心念明晰常定的妙法。

・身體轉化的利益

這套功法不只讓我們在身體上能得到迅速的改善，很多學習者，在初始的練習中，許多身體上的舊傷害與病痛，都會隨著練習而由外到內一層一層的浮現，讓身體獲得調養與改善。從骨骼、肌肉、內臟做全面性的調整。

骨骼的質地、密度都會經由練習而轉變，能夠改善骨質疏鬆的問題，更進而強化骨骼，使之不容易易脆、受傷。

皮膚、肌肉經由妙定功的調練，變得更加放鬆、柔軟而有彈性；內臟也經由練習變得更加有力的為我們工作，整個細胞組織都更加活化、年輕。

在教學的過程中，很多學習者在很短的時間，在身心上都產生很大的改變。

四、五十歲的學習者普遍都有長高的現象，有記錄者最年長者為六十三歲，而且他們的變化都很自然，自然而然的更加健康，自然而然的皮膚更細、漂亮，氣色愈來愈好，而且手足都會柔軟，慢慢的身相都會轉化為莊嚴圓滿。

因為妙定功是從骨骼的直接調整，讓骨頭與骨頭之間放鬆的銜接，氣機通暢飽滿，因此，練習者普遍都有長高的現象。

學習者中有六十幾歲的太太，練習之後長高了兩公分，體形身材都有年輕化的

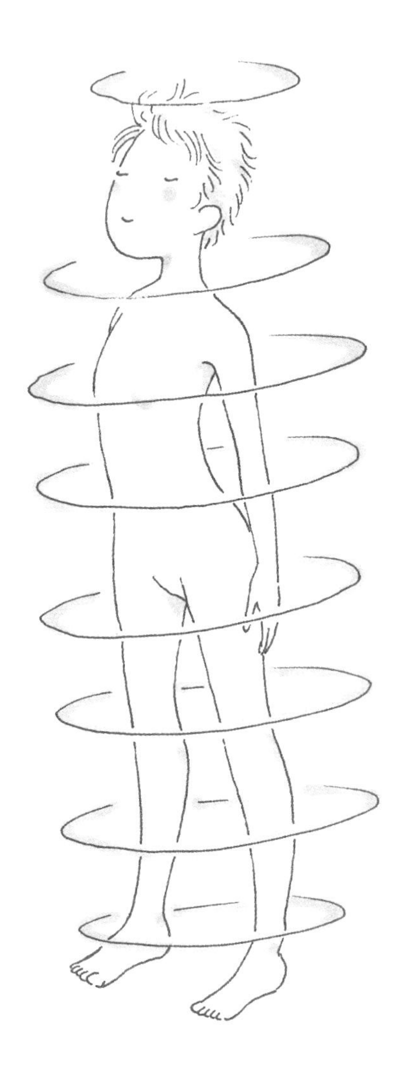

妙定功讓身體做
全面的調養與改善

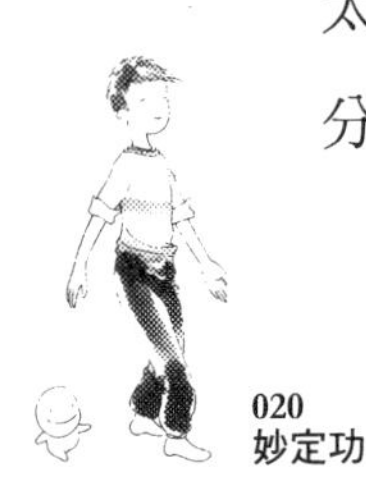

現象，本來老化的皮膚，也變得較有光澤與細嫩。

・加強身體的自動排毒系統

如果體質本來不是很好，或染患疾病者，都會經由妙定功的練習，將體內的毒素排除。

從排除體內毒素開始，逐漸地到淨化身體，讓身體轉為更健康；身體的免疫系統、抵抗力增強之後逐漸地減少疾病的發生，若患有疾病亦能較快速痊癒，並且獲得深層的療癒。

學習者在很自然的狀況中，逐漸獲得長壽、長春，自然延長壽命，並減緩身心的老化，甚至活化細胞，讓學習者變得更青春、年輕。

排毒現象

練習妙定功可以淨化身心，在身體上有排毒現象的產生，或是清淨體內的痰瘀，或是從排泄物中排出，會因學習者體質不同，而有不同的排毒現象。

學習者中有一位鄭先生，他練習妙定功之後，身上開始發出紅紅、一點一點的疹子，有些癢，而且疹子延著經絡走，另外，尿液的氣味很重，且有泡沫產生。

當我們身體開始有排毒現象時，要多喝水，幫助身體的毒素排出，身體便獲得淨化。

‧氣機充滿，產生氣墊

當我們身體開始淨化之後，身體的氣機便比較飽足，手指、足尖逐漸飽足，身上有凹陷、氣較虛弱的部位都會開始有平滿、「氣墊」的現象。（「氣墊」是指氣飽滿、鼓鼓的現象），因此手足會變得柔軟，動作也會較為輕柔。

如果，練習至將節節寸斷的身軀轉化為連成線的身體，那麼身體的變化更有另一番風貌，例如手線接連一氣，手握東西時，便有東西黏住手的感覺，手與物品連成一氣，物品與自己不再是對立的關係，物品與自己產生了合諧，因此，在心態也會慢慢轉化，而逐漸到心靈、呼吸、經脈、身體、外境都沒有敵者的境地。

‧心靈轉化的利益

妙定功在心理上也有卓著的功效，心性不定者、甚至容易失眠者，練習之後心性都隨之較為安靜、睡眠品質提昇，而且心思更為敏銳、專注，做起事來判斷力增加，創造力、想像力都更為活潑自由，其利益真是不勝枚舉。

所以，妙定功的練習可以讓身體更加進化、健康，

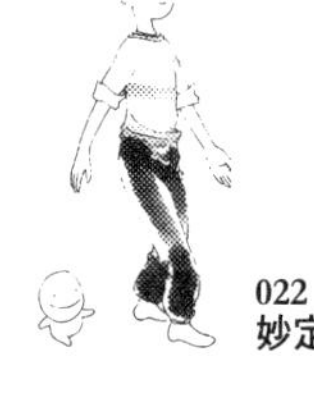

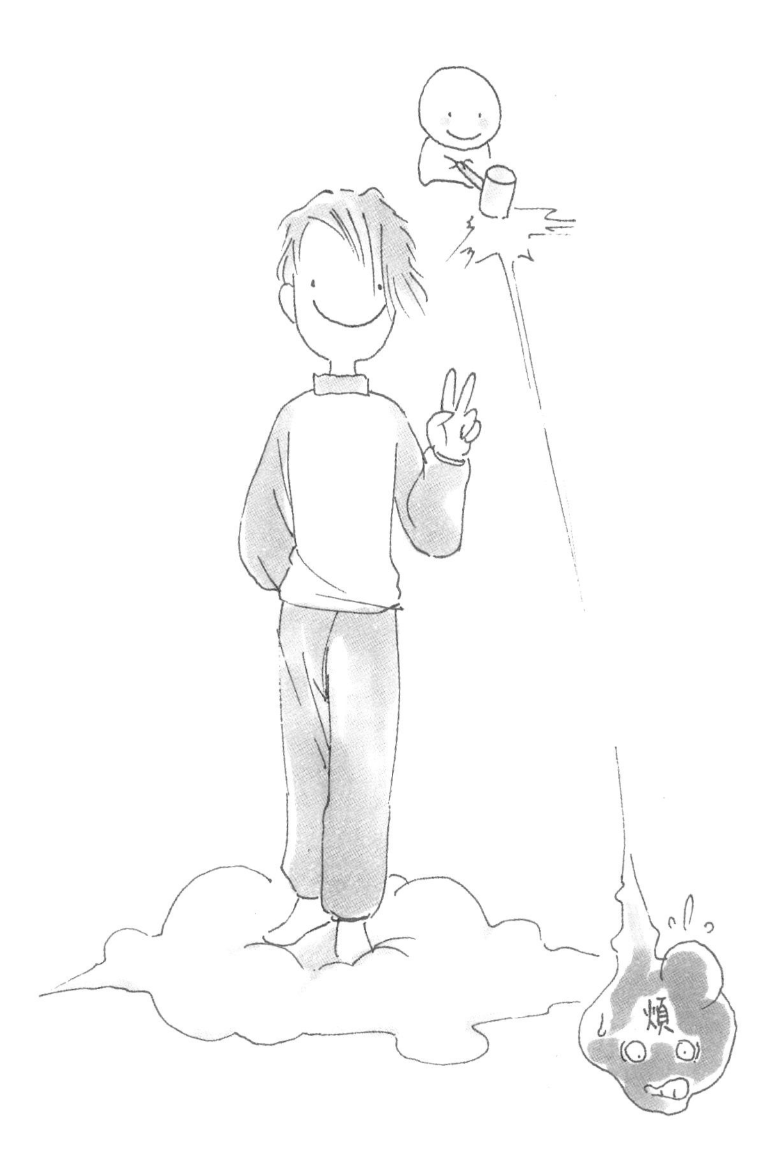

妙定功讓我們煩惱變少，心情常保愉快

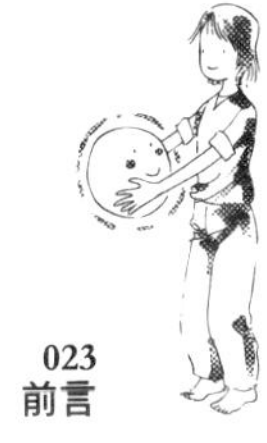

同時，由於生理上的轉變，進而也影響到心理，讓我們的心靈更加安定、柔軟，煩惱變少、心情時常保持愉快自在；遇到棘手的問題或煩惱時，可以清楚而適宜的判斷處理。

此外，記憶力會增長，心思更加活潑而富有創造力，而且邏輯能力、觀照能力、專注力與思惟力也會增強。

透過妙定功的練習，讓我們的身心自然產生變化，因此，生活中一切也都開始轉化了，由於自己的慈和喜樂的心力增長了，對家人、朋友、同事、陌生人，乃至一切生命都更加慈祥。人際關係變得更好，與家人、朋友相處更加和諧，甚至會獲得他人的敬愛。

溝通能力變得更好，除了能夠明晰的表達自己的意念外，並且能如實了知他人的心意，更能體貼關心他人。懂得尊重一切人與生命，而能增長相互間合作與互助的能力。

在妙定功的練習中，我們的身心很自然轉化，體會到身體的療癒能力與健康能力的改善與增長，並能感受到身體細胞具有更好的協調與學習能力，能容受更多的覺醒智慧與慈悲寬容，更能接受新的知識，身體也會變

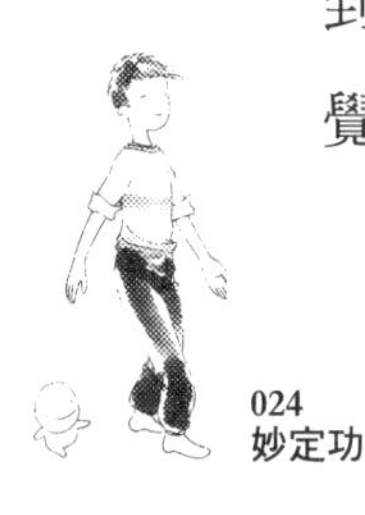

得更柔軟、輕盈，體態更優美，形成良好的生活習慣，
產生正面的心念，讓生命更加和諧、進步。

3 加速人類進化的能量

・人類面臨的困境

地球上生命從三億四千萬年前，真正的爬蟲類出現，動物開始了向陸地殖民的契機；再經過漫長的時間，兩足站立，才開始有善用雙手、兩足直立的人類出現。人類雖然進化到足以掌握著地球的命運，但是人類的進化並不完全。

當我們在生活上享受著科技文明的進步，同時，我們的生活環境卻已經不知不覺產生了空前的變化；臭氧層的破裂，使我們完全沒有防護地曝露在紫外線中；空氣、水的污染問題，垃圾量呈幾何級數的暴增，癌症及各種新型疾病的廣大流行……，十九世紀到二十一世紀的現在，其破壞環境的速度，遠遠超過過去更久遠的時間，我們正創造了一個嚴重污染的劣質生存空間。

面對各種環境的問題，人類身心上所承受的壓力，加速人類身心感官的扭曲、緊張與不安，導致全身的身形構造隨著年齡的增長，而日趨變形受損。

我們的骨骼，常因緊張、不良的姿勢而翻轉、扭曲

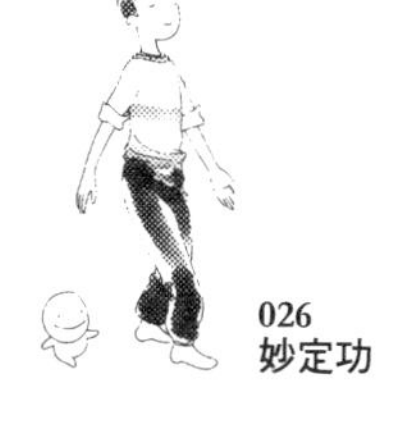

變形；肌肉又因不恰當的用力或是情緒鬱積而糾結成硬塊；血液因我們食用過多的人工、富裕精緻食品而變濃稠、酸性增加；我們的感官又因過度繁複的資訊、聲光刺激而日趨無感；氣脈也因心思糾纏、迷妄、煩惱苦悶而閉塞不暢……。

　　我們未曾用心好好對待自己的身體，待自己的身體猶如一個隨手即可揚棄的

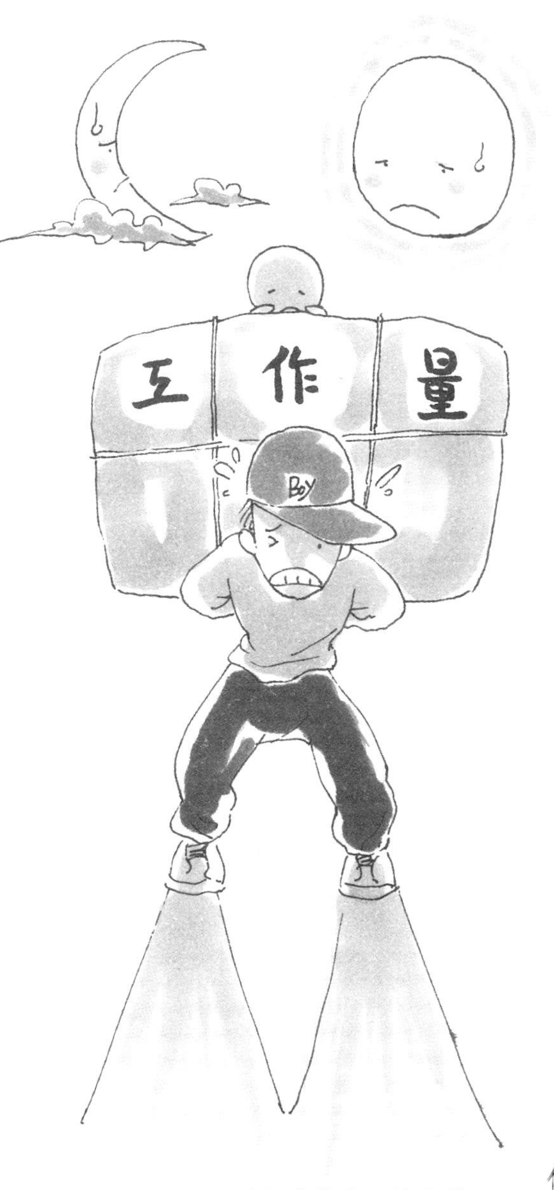

我們日夜不斷地耗費著自己的身體

消耗品，總是用的那麼不經心、毫無節制，即便是在所謂休閒、度假的時候，也往往為了玩樂而讓身心忙的精疲力盡，我們是如何對待日夜相伴的身體呢？

・由人身趨近圓滿理想的身相

妙定功的練習，針對我們生存環境所面對的各項問題，以及我們受損的身心，讓大家能隨時隨地練習，隨時加強調整自己的身心，更積極面對我們所遭遇的困境。即使利用五分鐘的短暫時間，都可以迅速讓身心得到調整與休息。

讓我們真實的面對自己的問題，立基於我們所擁有的人身，學習二千五百年前釋迦牟尼佛為我們所示現的典範，一點一滴的學習佛陀圓滿理想的身相，讓人類快速進化，不要再等待那麼長遠的時劫迎接彌勒佛時代的來臨，祈望人類能加快腳步，從現在開始儲存進化的能量，當我們準備好時，在佛教中授記彌勒佛來到人間的時間，將隨之改變，彌勒佛就提前來到人間，為人類開創更美好的未來。

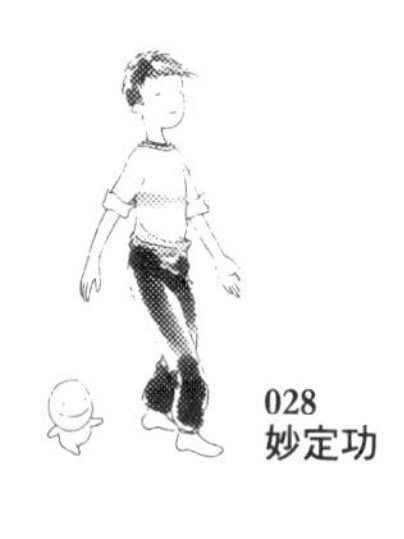

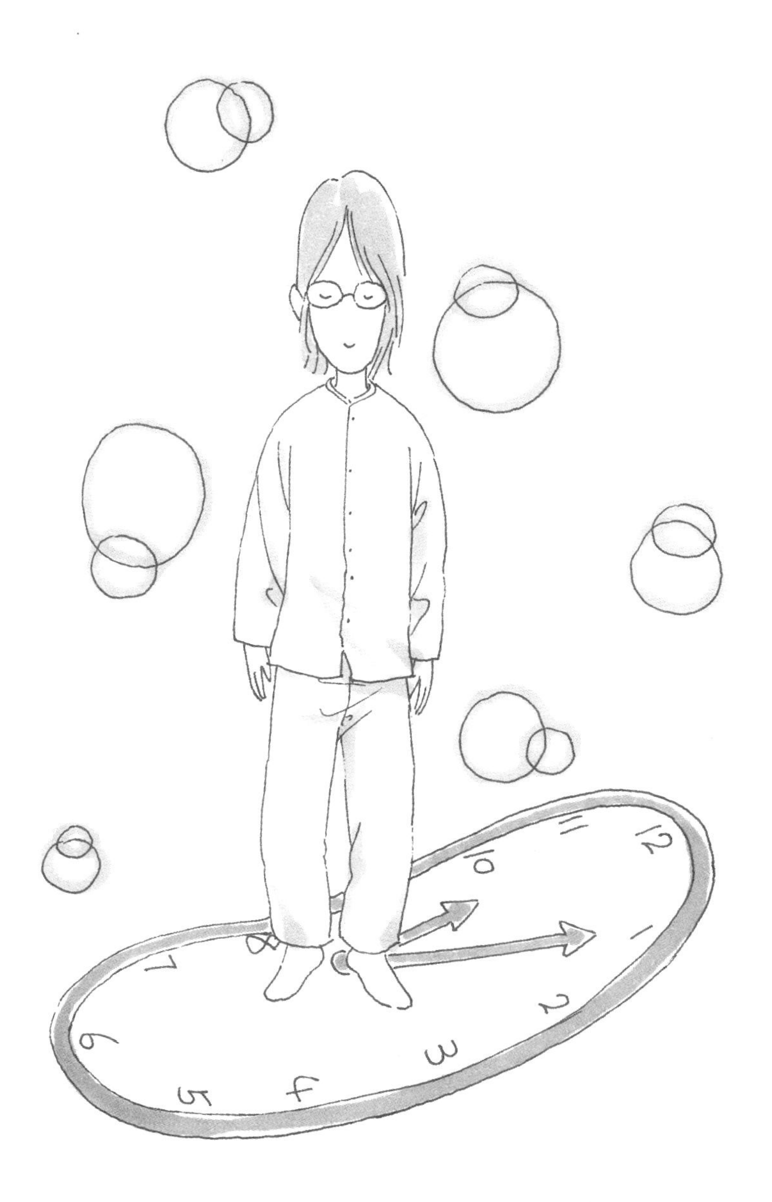

即使利用 5 分鐘練習妙定功，
都可以讓身心得到調整與休息

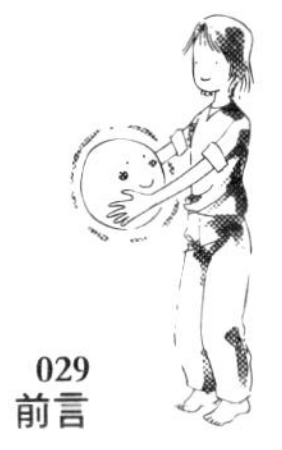

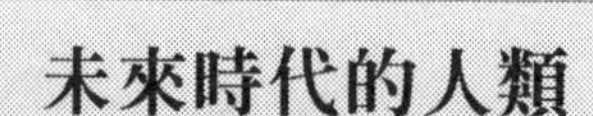

未來時代的人類

如果人類每年平均身高長高 1cm，那麼，未來的人類都長得很高，成為巨人是很合理的。在佛教經典《彌勒下生經》就記載了彌勒時代人類身形的巨大情形。

五十六億七千萬年後，地球人類身形進化得非常巨大，廿世紀人類的衣服，連他們一根小指頭都蓋不滿。當時的人類壽命八萬四千歲，女子五百歲時才出嫁。

這時的人類EQ也有相當程度的提昇，各種慾望都很淡薄，也不容易產生憤怒、妒嫉、沮喪等負面的情緒。

此時的資源也遠超過人們所需求的，而形成一個富足無爭的時代。

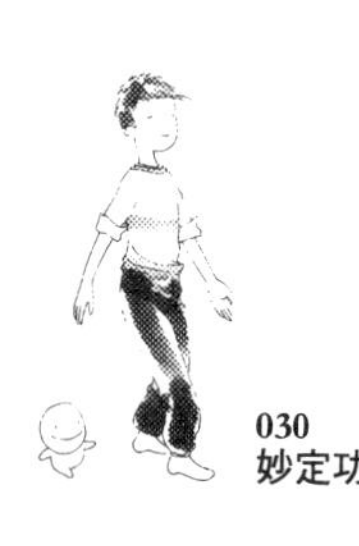

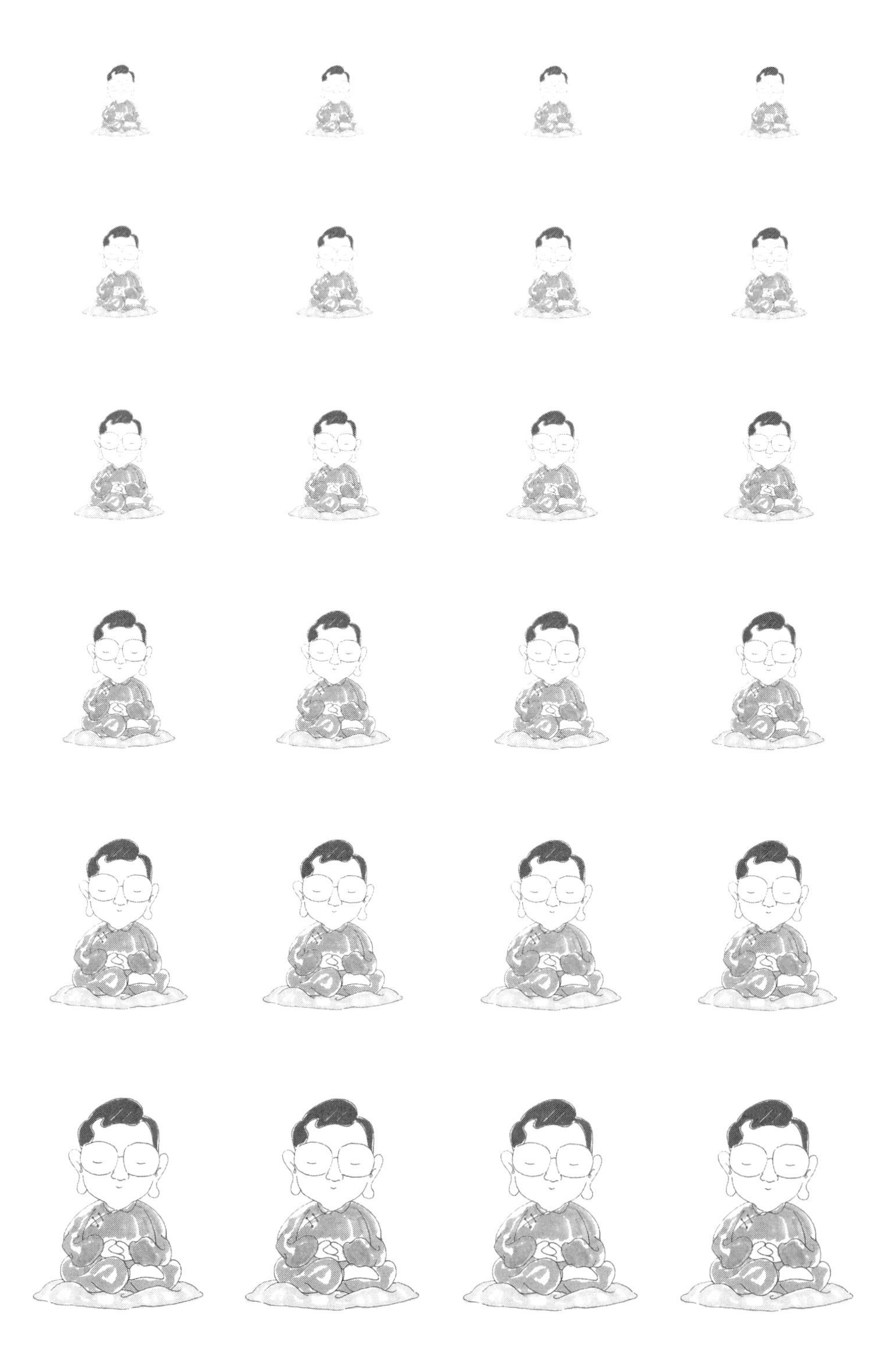

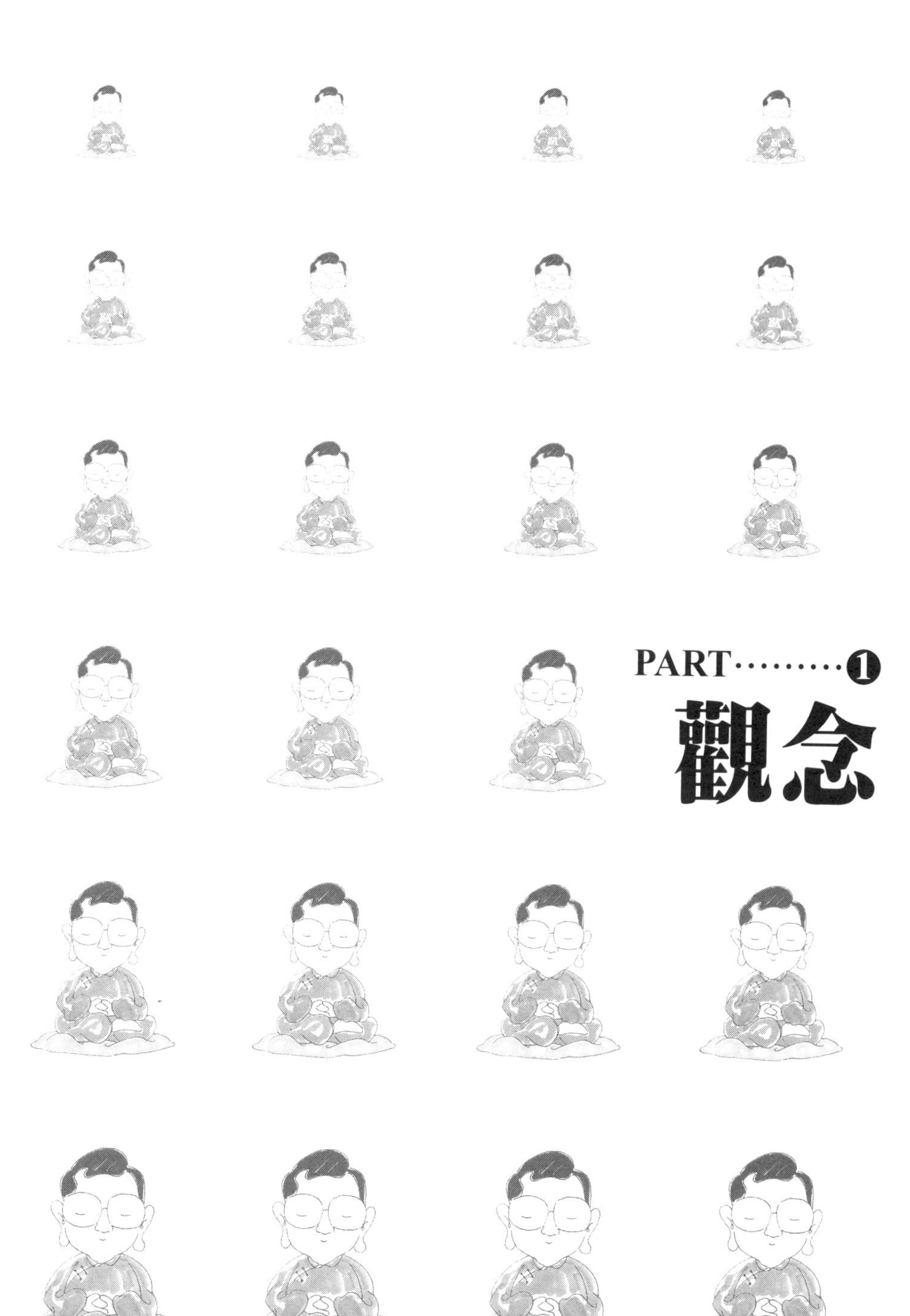

PART……… ❶ 觀念

1 身形

人類一直追求著自我生命的更加完美、理想，但是，我們很多的動作、行為卻是背道而馳。

由於在生命發展過程中，我們的自我執著的心意識過於強盛，所以無時無刻讓我們的身心處於緊張的狀況，促使我們在成長的過程中，骨骼隨著年紀漸長而日漸僵化。

這種僵化的過程，不僅使我們的骨骼僵硬，也常常因為在生活過程中，我們無法和諧使用我們的骨骼，而使之產生不平衡的現象，日積月累，就造成了骨骼之間相互接合的不諧調；再加上自我執著緊張的結果，使得骨頭與骨頭相互之間緊緊結合不放鬆，因而造成身體上骨骼結合的障礙。

其實，我們也在自己習慣的動作中，日漸強化了這種身心的緊張、變形。我們的身心到目前為止還沒有完全進化，身心的結構還有很大的空間可以趨進完美，然而我們現在的所作所行，不但沒有讓身體更增上進步，

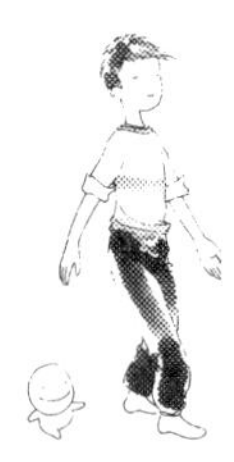

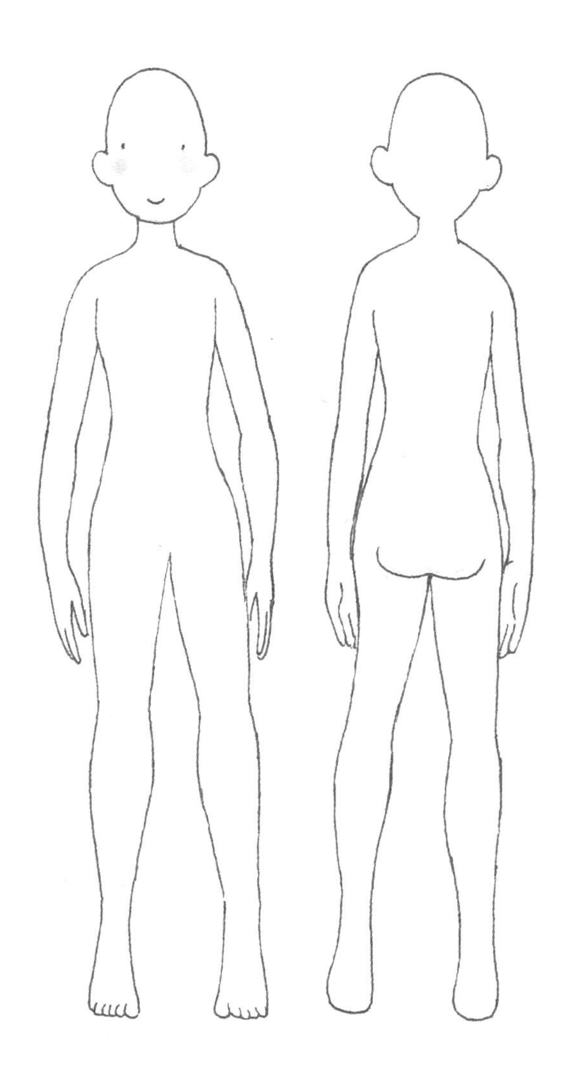

畫一張自己身體的地圖，
標記自己覺得最想改善或脆弱的部位

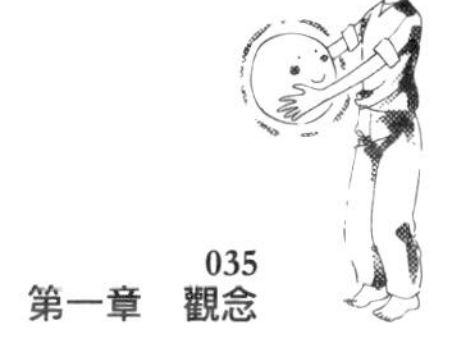

反而是不斷的耗損身體，使之日漸惡化，減少天年。

・觀察自己的身形

我們的身體伴隨著我們一起走過這些歲月，然而，我們是否真的清楚了解自己的身形呢？現在讓我們仔細觀察自己的身形。

從外觀的線條，先觀察似乎隨處可見骨頭裸露，凹凸不平，線條是剛硬、有角而緊張。以下是我們一般人常見的不良身形：

1 頸椎不直

我們的頸椎姿勢，通常是向前傾，然後連接頭部的部位又向後折，頸椎移位，所以脊骨從側面看，成向內扭曲狀，導致頭部與身體的連結不正。

2 肩胛骨上聳

肩胛骨由於緊張與壓力的緣故，會很不自覺的往上聳，整個背跟著往上拉。

3 肩膀內含

肩膀向內含，不僅內含還向上頂，肩頸因此就僵硬了，氣血堵塞不能上行到腦部，頭部就昏昏沉沉，所以，清明的智慧自然就無法生起。

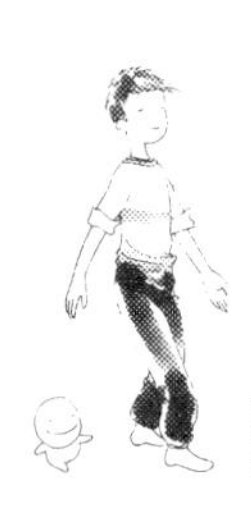

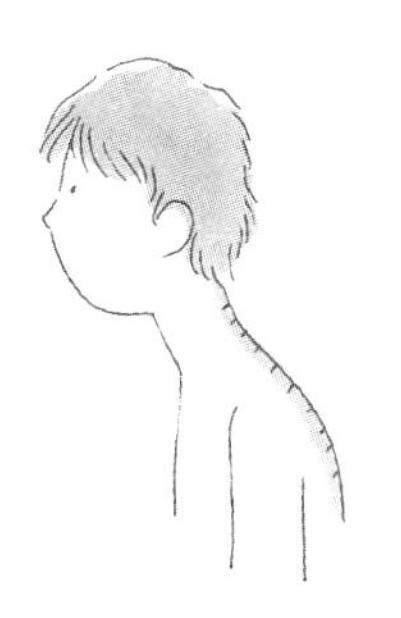

1.頸椎不直

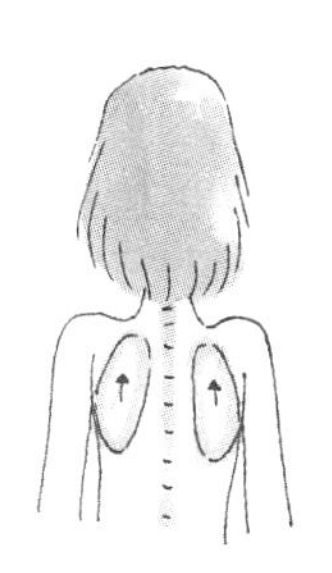

2.肩胛骨上聳

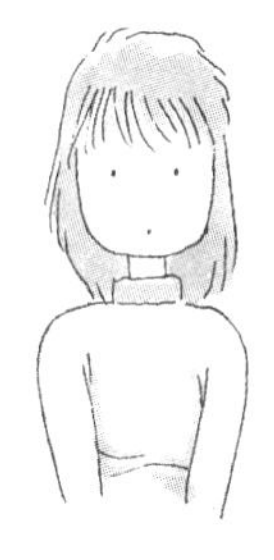

3.肩膀內含

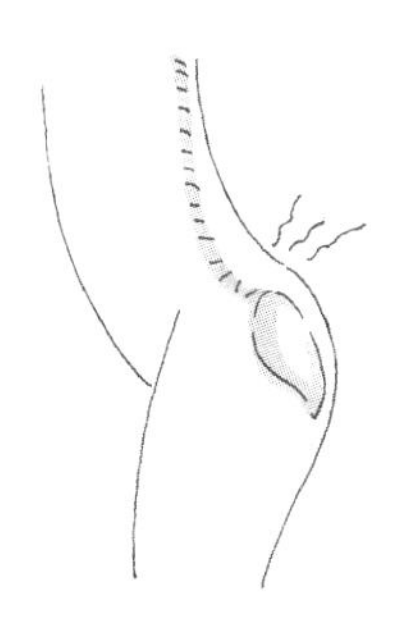

4.腰椎前頂

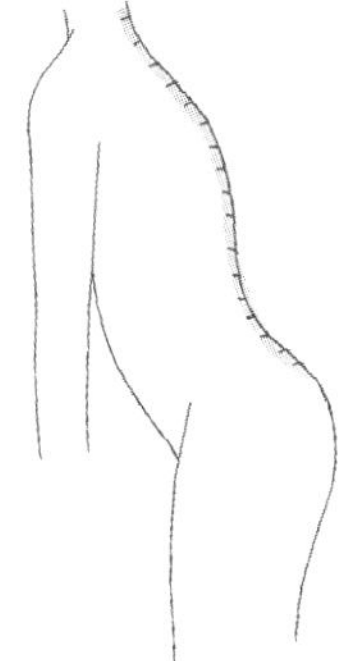

5.S 型脊椎

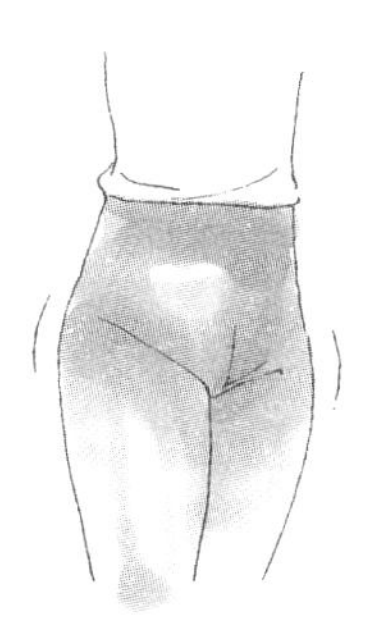

6.胯骨外翻

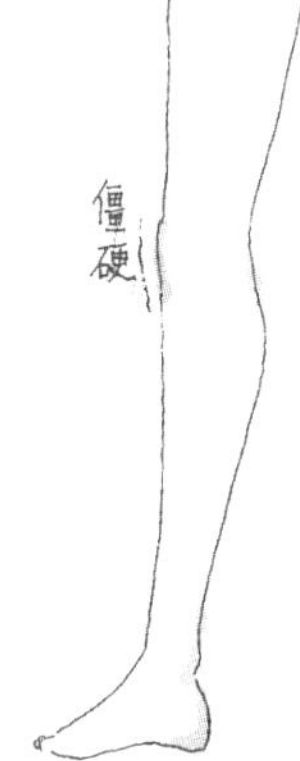

7.膝蓋僵硬打直

平常人不良的身形

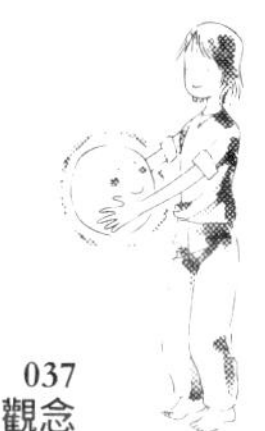

4 腰椎前頂

腰部頂住支撐著上半身，而且腰椎內陷，使得脊椎的氣中斷，無法貫連。

5 S型脊椎

脊椎呈現S型，而緊張壓力都累積在脊椎兩側的肌肉，因此，這兩條肌肉非常緊張僵硬。

6 胯骨外翻

當我們開始青春期、有性慾時，胯骨便很自然的向外翻，導致胯骨外翻的現象。

7 膝蓋僵硬打直

由於膝蓋僵硬且習慣性打直，氣積聚在膝蓋，無法下沉至腳底。

・身形是可以改變的

這樣的身形是我們日積月累在身體上所留下的壓力緊張褶痕；但是，我們一定要建立一個良好的觀念，不良的身形不是永遠不可能改變。若是觀念不正確，那只能隨著時間的流逝任憑敗壞我們的身體。

我們一定要相信，身體是可以經由練習而改變、調整的，建立這樣正確的觀念，才能在我們練習妙定功的

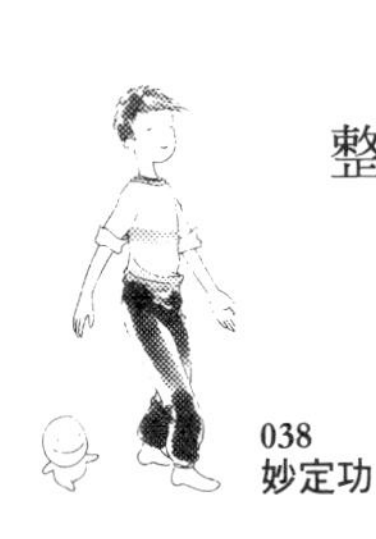

過程中，得致良好的效果；因為，如果我們抱著不可能改變的心態，這樣的心態會阻礙我們的身體的改善與進展。

只有具備正確的觀念、良好的學習、精勤的練習，麼終有一日可以日漸完美，漸漸臻進理想的身形。

2 理想的身相

什麼樣的身相才是人類最圓滿、理想的身相呢？早在二千五百年前的印度，釋迦牟尼佛已為我們示現完美的典範。

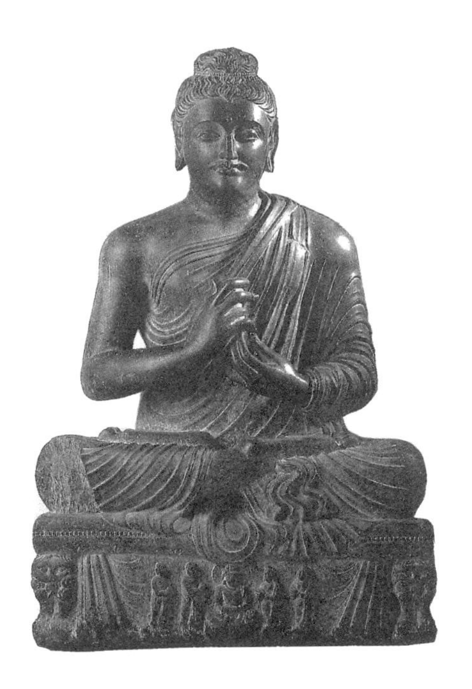

佛陀在二千五百年前，
為我們示現完美典範

佛陀相應於人間緣起所示現理想身心，讓眾生崇仰，不只是因應眾生的需求而如幻應化，其實，佛陀的身心現像，確確實實有著實踐的理論基礎，為二十一世紀的人類身心，留下了明確的依止方向與進化脈絡。

佛陀相應於人間的示現，特別是在兩

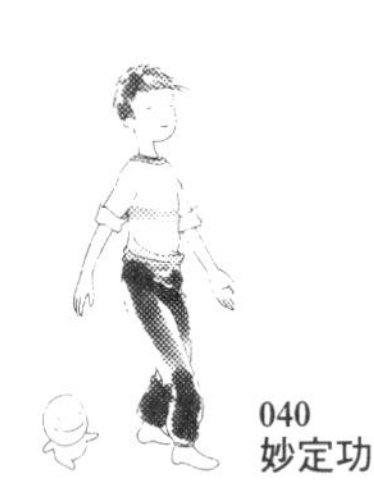

千五百年前的印度，印度人對於圓滿身相的檢審標準，一般總約歸成三十二種大人相（簡稱三十二相）與八十種隨形好。

這是人類理想身心的圓滿展現會形成如此，圓滿的身形，這三十二相、八十種好都是佛陀廣修六度萬行、成就廣大福德的具體展現。

如果人類能透過修行來追求生命增上圓滿，在其過程中，不僅在精神上能夠越來越完美，越具足智慧與慈悲，而內心柔軟正直而不曲，自然而然氣脈能夠通暢柔軟，在身相也會愈臻至圓滿的變化。

妙定功的練習，就是立基於人身而漸漸趨近圓滿身相的過程。所以，我們要如實了解圓滿身相的原因與意義，建立正確觀念，如此才能漸次達到理想的目標。

・圓滿理想的三十二相

圓滿理想的身相上，有比較明顯的三十二種相好特徵，以及八十種比較微細隱密的相好，八十種好是伴隨著三十二種相所衍生出來的。每一種圓滿的特徵都有特定的圓滿德行相應，因為每一種相好都是眾德所成就，然後展現在身體的。

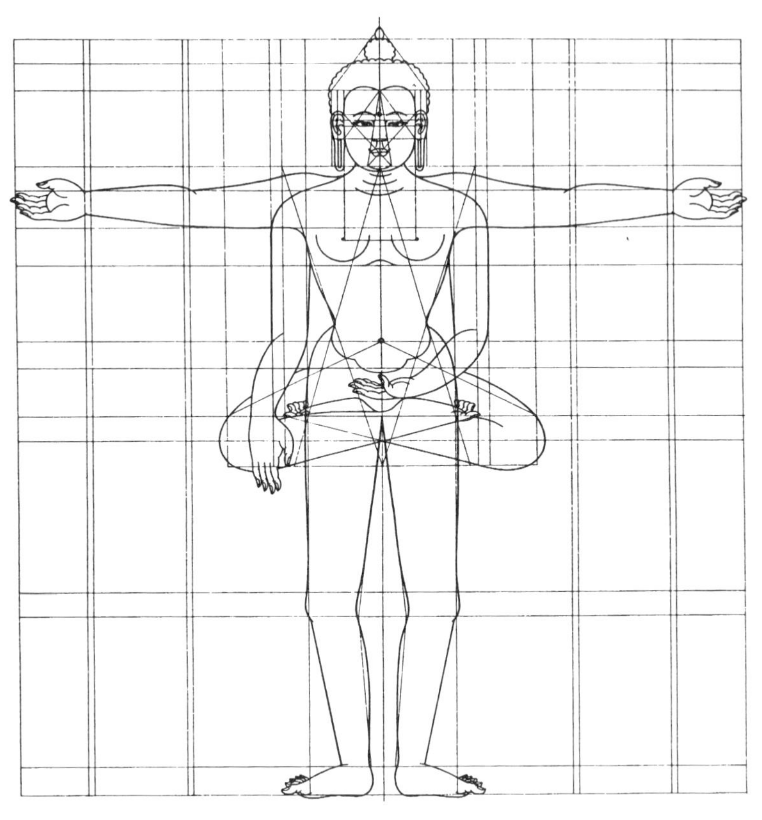

獅子頰相	真青眼相	牛眼睫相	頂髻相
白毫相	足下安平立相	千輻輪相	長指相
足跟廣平相	手足指縵網相	手足柔軟相	足趺隆起相
腨如鹿王相	手立正摩膝相	身廣長等相	毛向右相
一孔一毛生相	金色相	丈光相	細薄皮相
七處隆滿相	兩腋下隆滿相	上身如師子相	肩圓好相
四十齒相	齒齊相	牙白相	大舌相
味中得上味相	梵聲相	馬陰藏相	

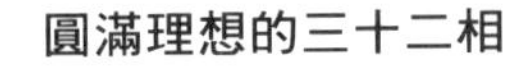
圓滿理想的三十二相

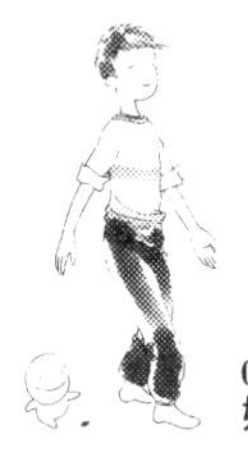

以下我們來觀察圓滿身相的三十二種特徵：

1. 足下安平立相

我們一般成人的腳底是凹陷不平，反觀嬰兒的腳掌卻是氣機飽滿的，我們的腳掌會有這樣的轉變，都是因為在我們的成長過程中，由於度的耗損、姿勢不良、緊張等種種原因而使得腳掌的氣機不足而逐漸凹陷。氣機的飽滿與否與我們的身心有著直接而密切的關係。

佛陀的腳掌氣機飽滿，好像有氣墊一般，走起路來非常柔軟舒服。

2. 千輻輪相

千輻輪相象徵著能摧伏一切的障礙，是福德具足的象徵。佛陀的手心與掌心皆有千輻輪相。

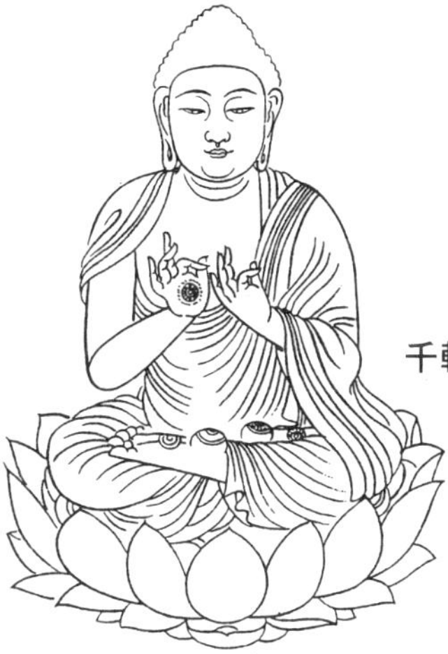

千輻輪相

3. 長指相

手指是人體循環的最末端，由此我們可觀察出自己身體各方面是否健康。因為手指代表循環系統，如果我們身體不好，指節就會縮短；手指柔軟，則表示氣血通順，也因此手指會自然變長。

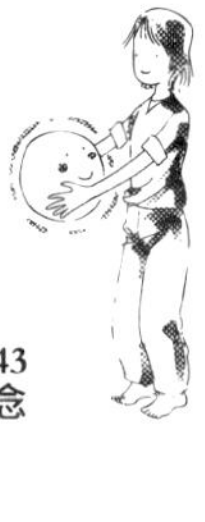

長指相指佛陀的手指又直又長，象徵具足善巧方便。佛陀的手指修長，是由於宿世恭敬禮拜師長、破除憍慢心所成就的相好；也代表佛陀壽命長遠。

4.足跟廣平相

這是由於佛陀持戒、聞法、勤修行業所得到的相好，表示佛陀化育偏遠眾生的德行。

5.手足指縵網相

佛陀的手足指間皆有縵網交互連絡的肉膜，如雁王一般張指則現，不張則不現。這種紋路每個人都有，只是佛陀的紋樣比較柔軟，不像眾生粗糙。此相好是由於佛陀修行布施、愛語、利行、同事四攝法攝持眾生而具足的。

6.手足柔軟相

佛陀的心不緊張，由於佛陀用「心」拿東西，心與手、手與物品合一，所以拿取東西時，是如同將手「黏」著物品，因此他的手非常的柔軟；而我們一般人是用肌肉拿東西，而且物品與手是對立的關係，即使手拿著物品，二者還是處於緊張對立，即使拿完後，手放下來了，可是身體還是很緊張，所以眾生的手足不似佛陀一般柔軟。

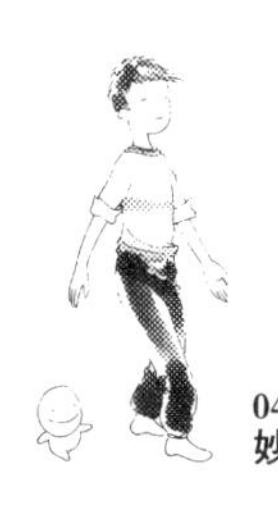

7. 足趺隆起相

指佛陀的足背高起而圓滿。這是佛陀在因位修福精進勇猛而感得的妙相，表徵利益眾生大悲無上的內德。

8. 腨如鹿王相

這是指佛陀的股骨如鹿王的股骨一般纖圓，圓滿而不易受傷。表徵見者歡喜讚嘆，修學速疾消滅一切罪障的德性。

9. 正立手摩膝相

佛陀的骨骼是放鬆的，佛陀的兩手放鬆垂下，其長可過於膝蓋。表徵佛陀引導凡夫拔苦與樂，降伏一切惡魔而哀愍摩頂眾生的特德。

10. 馬陰藏相

佛陀以男身證道，由於其修行已經超越男女慾望，使得其生殖器官密藏於體內如馬陰。表壽命長遠，得多弟子的德性。

11. 身廣長等相

這是指佛陀的身高與雙手展開的寬度相同，表示佛陀的身材比例非常的好，具足法王尊貴自在之德，讓人看了很舒服。

12. 毛向右相

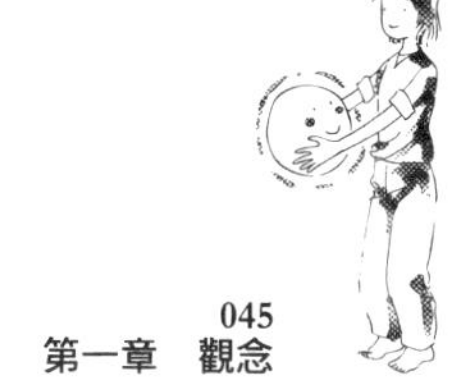

佛陀的一切髮毛非常柔軟平順，而且由頭至足的毛髮皆向右旋（由於印度以右旋表尊貴之相），象徵佛陀完全安住在法界定中。

13.一孔一毛生相

佛陀的生理構造，是依據當時印度人的認為最佳的標準而示現，一個毛孔生一毛，表示佛陀即使在這麼細微之處也沒有散亂，連每一個毛孔都是圓滿的。

14.金色相

因為佛陀的身心極為清淨，所以身上每個毛孔都示現出純黃金的顏色。

15.丈光相

指佛陀的身上所發出的光明，身光面各一丈相，佛陀的身光可以任意普照十方的三千大千世界，在人間的示現則是常光一尋。

16.細薄皮相

佛陀的皮膚沒有多餘的油脂，所以皮膚很薄，氣血很流通，不會產生障礙，也不易藏污納垢，因此身體常常保持乾淨，也很容易清洗。

17.七處隆滿相

指佛陀的頸項、兩手、兩肩、兩足下的骨肉圓滿不

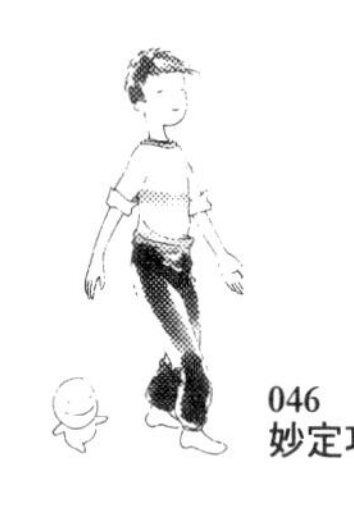

虛。這是因為佛陀的心安住在正智、正念和大悲中，所以氣機飽滿，從心氣內在最微細的器官開始，到骨骼的長成都是很如實的，由內在的心影響到氣脈，再外顯成有相的身體，三者由內而外推展出來，身體的每一部份構造都很理想圓滿。

相對的，一般人在嬰兒期還很柔軟，漸漸長大後，因為根源於內心許多問題而產生的緊張，使得身體不是前弓就是後仰，不是左傾就是右斜，而且習慣性不斷地去傷害原本柔軟的身體，再加上人與外境衝突的各種因緣，因而在身體呈現種種扭曲的現象，所以我們的兩手、兩肩、兩足下、頸項等七處都是凹陷不平滿的。

18.兩腋下隆滿相

佛陀身體兩側腋下的骨肉圓滿不虛。一般人的腋下凹陷，是人體中很脆弱的部位。

19.上身如獅子相

佛陀的上半身廣大，胸骨平滿，肋骨成為方型，如同獅子的骨骼一般，行住坐臥威容端嚴。

20.大直身相

在所有的人類中，以佛身最大而端正平直。

21.肩圓好相

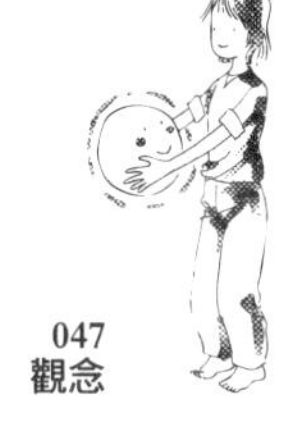

佛陀的兩肩平整、圓滿豐腴。

22.四十齒相

佛陀有四十顆牙齒，一一皆齊等。

23.齒齊相

佛陀的牙齒不粗不細，牙齒密接而無絲毫間隙，排列非常整齊。

24.牙白相

佛陀除了四十齒外，上、下亦各有二齒，銳利如鋒，堅固如金剛，其色鮮白光潔。

25.獅子頰相

佛陀的兩頰隆滿如獅子頰。

26.味中得上味相

因為佛陀沒有舌苔，所以任何味道，即使是最清淡的味道，佛陀都能嚐到各種食物的美味。

27.大舌相

佛陀的舌頭又長又薄，長可覆面，能夠說法無礙，法音可以遠聞。

28.梵聲相

佛陀的聲音十分妙好，如天鼓響，這是因為佛陀的身心完全放鬆，音聲可以在身上每個地方都產生共鳴。

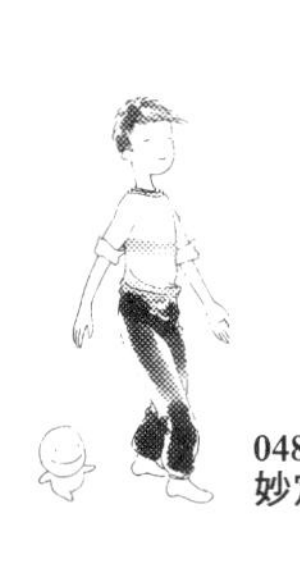

29.眞青眼相

印度的審美觀以青眼最美，若在中國則以黑眼最美。佛陀的眼白就像嬰兒的眼白一樣，呈淡藍色，代表心很清淨，也沒有過度使用眼睛。

而且佛陀因為不執著，所以看東西時沒有執著的焦點，這樣的眼光，使得佛陀在說法時，法會上的每個眾生都會覺得佛陀正注視著他。

30.牛眼睫相

牛眼睫相也是當時印度的審美標準，因此佛陀的睫毛一根一根整齊不雜亂，又黑又亮，如同牛王的眼睫毛一般。

31.頂髻相

佛陀的頭頂隆起如髻形之相。這是因為佛陀理性與感性統一，而且進化的慈悲、智慧完全統一的狀態，而形成頂髻。

32.白毫相

佛陀的兩眉之間有白毫，長一丈五尺，右旋而捲，常常放射出大光明。

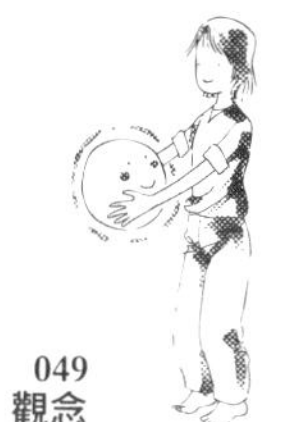

・八十種好

八十種好是佛陀色身所具有的八十種妙相。又稱八十種好、八十隨好、八十小相。佛菩薩之身所具足的殊勝形相中，三十二相顯而易見，稱之為大相，而八十種好則較微細難見，故稱為小相或隨相。轉輪王也能具足三十二相，但是八十種隨形好則唯有佛、菩薩始能具足。

以下將八十種好分別是：

1.指甲薄潤：指甲狹長而薄潤，光潔鮮淨有如花赤銅一般。

2.手足指圓：手及足指，圓而纖長，直而柔軟，指節骨不現。

3.手足等平：手足各自等長無差，而各指間悉皆充實密合。

4.手足圓滿：手足圓滿如意，軟淨光澤，色如蓮華。

5.筋脈深隱：筋脈盤結堅固，深隱而不現。

6.兩踝不現：兩踝踝骨俱隱而不現。

7.行如龍象：行步直進，安庠平審如同龍象王一般。

8.行如師王：從步威容齊肅，如獅子王。

9.行如牛王：行步安平庠序，不超過不減損，猶如

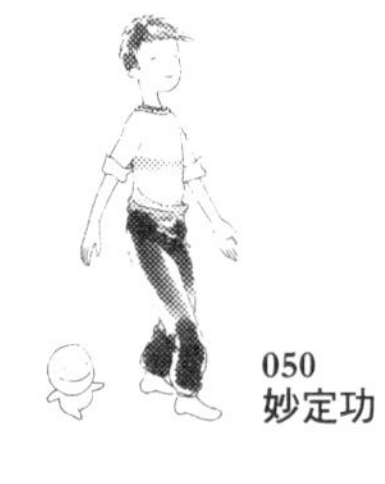

牛王。

10.鵝王行相：行步進止，儀態優雅，猶如鵝王。

11.旋如龍象：迴顧必皆右旋，如龍象王舉身隨轉。

12.身漸直圓：身體支節沖次直圓，安布十分妙善。

13.骨節交結：骨節交結無隙，猶如龍盤一般。

14.膝輪圓好：膝輪安布妙善，堅固圓滿。

15.隱處妙好：隱處其文圓滿妙好，威勢具足，圓滿清淨。

16.身體潤澤：身體潤滑柔軟，光悅鮮淨，塵垢不著。

17.具足威儀：身相容貌敦肅無畏，常不怯弱。

18.身體緊密：身相支分堅固稠密，善相顯著。

19.身體圓正：身相支分安定敦重，不會搖動，圓滿無壞。

20.身相端嚴：身相猶如仙王，周匝端嚴，光明清淨遠離塵翳。

21.身具圓光：身有周匝圓光，在行動等時，恆自照曜。

22.腹相莊嚴：腹部形狀方正無缺，柔軟不現，眾相莊嚴。

23.臍深圓淨：臍深右旋圓妙，具有清淨光澤。

24.臍厚妙好：臍部厚不窊不凸，周匝妙好。

25.體膚光潔：皮膚遠離疥癬，亦無黶點疣贅等缺失。

26.手足掌滿：手掌充滿柔軟，足下安平。

27.手文明澤：手文深長明直，潤澤而不斷。

28.唇色丹潤：唇色光潤丹暉，如同頻婆果一般，上下相稱。

29.面門具相：面門不長不短，不大不小，如無量而端嚴。

30.舌廣薄軟：舌相軟薄廣長，如赤銅色

31.象王吼聲：發聲威震深遠，如象王吼聲，明朗清徹。

32.梵聲深妙：音韻美妙具足，如同深谷迴響。

33.鼻脩高直：鼻高脩長而且直挺，其孔不現。

34.齒白方整：諸齒方整鮮白。

35.牙利光潔：諸牙圓白光潔、漸次鋒利。

36.眼清青明：眼清青白分明。

37.目如青蓮：眼相脩廣，譬如青蓮華葉，甚可愛樂。

38.目睫齊整：眼睫上下齊整，稠密不白。

39.眉纖細長：雙眉長而不白，密緻而細軟。

40.眉順色紺：雙眉綺靡順次不亂，具紺琉璃色。

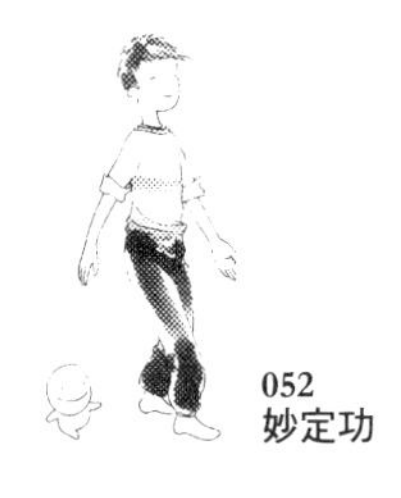

41.眉如初月：雙眉高顯光潤，形如初月。

42.耳埵圓厚：耳厚廣大脩長，形成輪埵。

43.耳平無過：兩耳綺麗齊平，離眾過失。

44.容儀圓具：容貌儀態能令見者無損無染，皆生愛敬。

45.額廣圓正：額廣而圓滿平正，形相殊妙。

46.身如師王：身分上半圓滿，如同獅子王般威嚴無對。

47.頭髮脩長：頭髮脩長紺青，稠密不白。

48.髮香潤旋：頭髮香潔細軟，潤澤旋轉。

49.髮際齊整：頭髮齊整無亂，亦不交雜。

50.頭髮長好：頭髮堅固不斷，永無褫落。

51.頭髮光滑：頭髮光滑殊妙，塵垢不著。

52.身分堅實：身分堅固充實超越金剛力士那羅延。

53.身相端直：身體長大端直。

54.諸竅圓好：身相諸竅，清淨圓好。

55.身支力勝：身體支分勢力殊勝，無與等者。

56.見者歡喜：身相為大眾所樂觀，嘗無厭足。

57.面如滿月：面輪脩廣得所，皎潔光潔宛如秋日滿月。

58.顏貌舒泰：顏貌舒泰光顯含笑，而言唯向不背。

59.面相熙怡：面貌光澤熙怡，遠離顰蹙青赤等各面相之過。

60.身淨無穢：身體皮膚清淨無垢，常無臭穢。

61.毛孔出香：所有諸毛孔中，常出如意微妙之香。

62.面門出香：面門常出最上殊勝之香。

63.頭相圓滿：頭相周圓妙好，亦猶天蓋。

64.身毛柔淨：身毛紺青光淨，如孔雀項，紅暉綺飾，色類赤銅。

65.法音隨眾：法音隨眾大小，不增不減，應理無差。

66.無見頂相：頂相無能見者。

67.指網分明：手足之指細約分明，莊嚴妙好，如赤銅色。

68.行不履地：行走時其足去地，如四指量而現印文。

69.身無傾動：自持不待他衛，身無傾動，亦不逶迤。

70.威震一切：威德遠震一切，惡心者見喜，恐怖者見安。

71.音聲和悅：音聲不高不低，隨眾生意，和悅而與之言說。

72.隨機說法：能隨順各類有情眾生，依他們的言

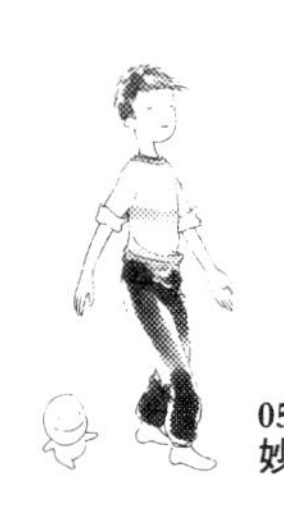

語音聲意樂而為說法。

73.一音說法：一音演說正法，能隨順各類有情令他們得到解脫。

74.次第說法：說法都能依照次第，且必有因緣，言無不善。

75.等視眾生：平等觀待各類有情眾生，讚善毀惡，卻無愛憎之心。

76.意識善淨：所作所為先行觀察，而後操作，軌範具足，令意識皆是良善清淨。

77.相好具足：世尊相好，一切有情無能觀盡。

78.頂骨堅圓：頂骨堅實圓滿。

79.常少不老：顏容常少而不老，喜好巡訪舊處。

80.卍字德相：手足及胸臆前，俱有吉祥喜旋德相，其紋如同綺畫，顏色類似於朱丹。

・圓滿身相的脈——空性脈

我們除了瞭解圓滿身相的相好特點之外，更要體解為什麼會形成理想身相的內在意義。

因此，圓滿身相的脈和我們平凡人身體的脈有何差別，也是學習理想身相著所必須了解的。

首先我們來了解什麼是脈？

脈是我們身上能量運行的通路。我們身體運動的能量來源是氣，而氣的通路，就是脈了。一般人的脈產生了堵塞，則身體能量無法通暢，身體就產生了疾病障礙，所以脈必須通透。

妙定功除讓一般的脈道通暢之外，更重要的是造成更究竟圓滿身相的脈。

圓滿身相的脈是「空性脈」，而此空性脈是由智慧現觀而自然形成的，不同於一般的凡夫身。我們一般的人身，則是上纏繞糾結的脈。

圓滿身相的脈是來自無生的法界，是依覺性而出生，來自般若智慧的現觀。空性脈不是身體裏面真實存有一根如同麥稈的脈道，也不是修學印度瑜伽的人所說的三脈七輪，而是從空性中出生的實相中脈。

這個空性脈是指我們身內的中脈，中脈不是在表皮上，也不是在脊椎骨裏面，而是身體的幾何的正中央。它不是指我們身內真實存有的一條血肉的脈道，而是由智慧所開啟的智慧脈。

在身體上的展現，中脈是上抵梵穴輪（頭上髮髻八指處），下抵海底輪（肚臍下四指的地方）。

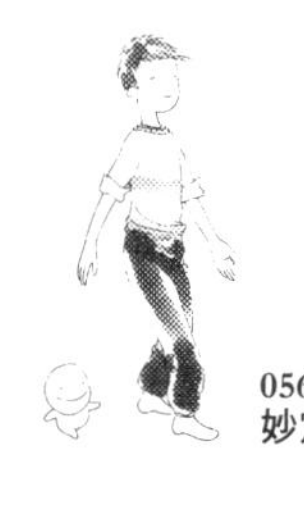

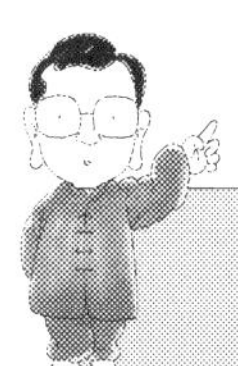

中脈在身體上的位置

中脈在身體的正中央，由身體正中央臍下四指處的海底輪，往上臍輪，再往上到胸部的中間「心輪」，再延伸至喉嚨的中央位置「喉輪」，再到頂部的梵穴輪的「頂輪」，頂輪是中脈的開口。

中脈的顯現表示智慧顯現在身體上，我們常常看到佛菩薩頭頂上隆起的頂髻，乃是悲心、智慧圓滿的象徵，悲心與智慧的圓滿使頭骨自然現起頂髻。

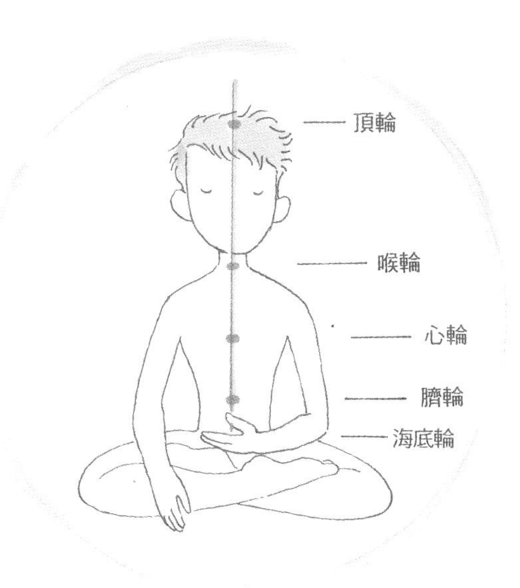

中脈在身體上的位置

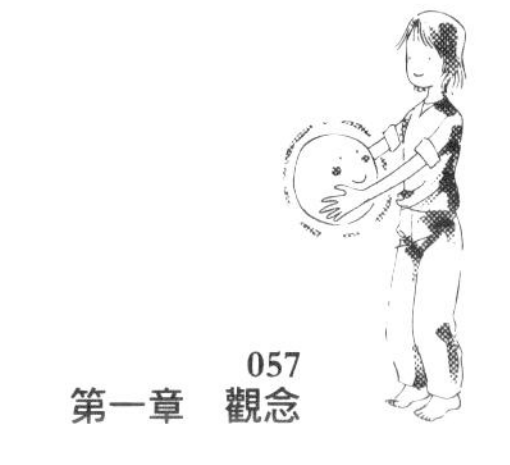

3 放鬆禪法——妙定功的基礎

・什麼是正確的放鬆

妙定功最重要的基礎是建立在「放鬆」，到底什麼是放鬆？似乎大家的認知都不大相同，我們所指的放鬆，並不是指躺在沙發上，很舒服地看電視的放鬆，也不是指身體垮下來；真正的「放鬆」是真的有感覺的放鬆、放下，這種感受若以紙來比喻，就像是一張糾結一團的紙，輕輕的將糾團攤開撫平，這就是放鬆。

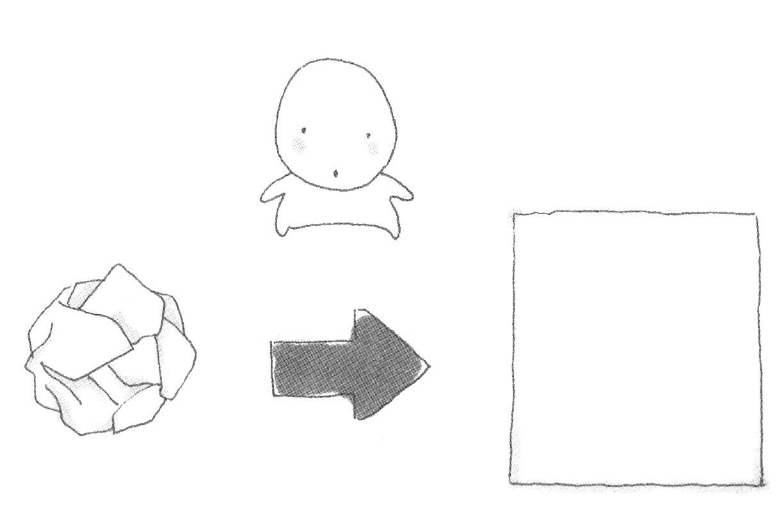

正確的放鬆法就像將糾結成團的紙，攤開撫平

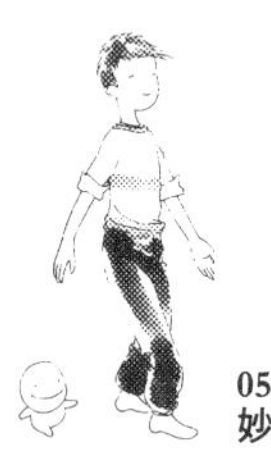

台北郵政第26～341號信箱

全佛文化事業有限公司

廣告回信
台灣北區郵政管理局登記證
北台字第8490號

地址：　市 縣　鄉鎮 市區　路(街)　段　巷　弄　號　樓

請寫郵遞區號……

姓名：

全佛文化事業有限公司
讀者回函卡

請將此回函卡寄回，我們將不定期地寄給您最新的出版資訊與活動。

購買書名：____________________

購買書店：____________________

姓　　名：____________________　性　　別：□男　□女

住　　址：____________________

E-mail：

連絡電話：(O)____________________　(H)____________________

出生年月日：__________年__________月__________日

學　　歷：1.□高中及高中以下　2.□專科　3.□大學　4.□研究所及以上

職　　業：1.□高中生　2.□大學生　3.□資訊業　4.□工　5.□商
6.□服務業　7.□軍警公教　8.□自由業及專業　9.□其他____
職務：__________　修持法門：__________　依止道場：__________

本書吸引您主要的原因：

1.□題材　2.□封面設計　3.□書名　4.□文字內容　5.□圖表
6.□作者　7.□出版社　8.□其他____________________

本書的內容或設計您最滿意的是：

____

對我們的建議：

____

緊張的情緒與壓力，讓我們身心的壓力折痕越來越深，糾結越來越複雜。然而大部分人的放鬆方法，都只是不停地在壓力的折痕線上反覆轉動，越要放鬆，反而施加了更大的壓力，讓折線更深，這是因為錯解了「放鬆」。

所以，當我們緊張的身心如同皺折的紙張時，就讓我們的骨骼、肌肉像紙一般攤開，放鬆地撫平折痕，我們全身的骨骼肌肉也隨之放鬆了。

・放鬆禪法的練習

「放鬆」不僅是觀念上的放鬆，而是確實有方法來達到放鬆的目的，因此有放鬆禪法的產生。

放鬆禪法是從兩個系統來進行，一個是物質的元素性，也就是從最粗到最細微的物質轉變次序——地、水、火、風、空五大；另外一就是從我們的心擴展到整個外境，也就是心、氣、脈、身、境。

透過這兩個系統的互相交織，使我們現實存有的身體，在有次第的放鬆之下，慢慢到進化的目的。

因此，在妙定功的練習中，都會配合放鬆禪法練習，讓我們的身心實際達到放鬆的效果。

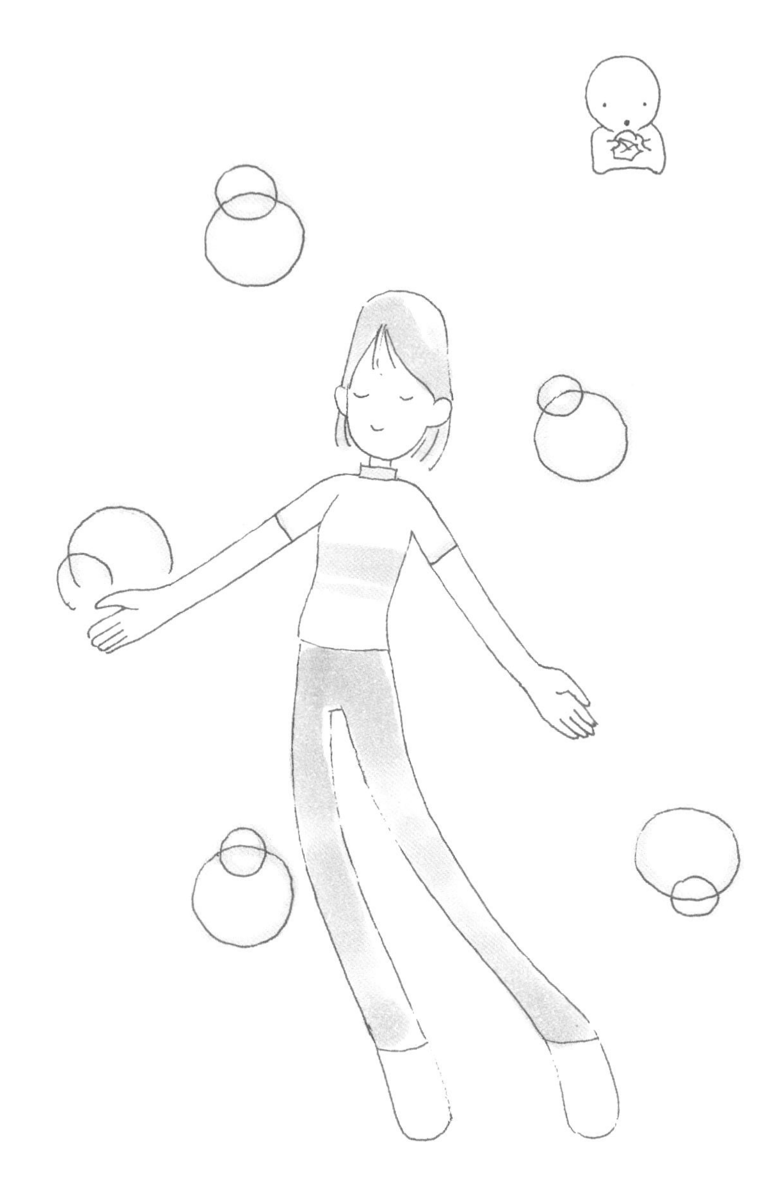

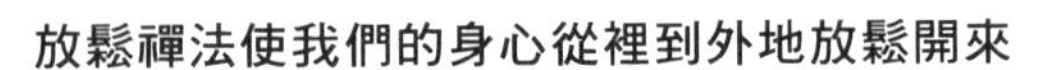
放鬆禪法使我們的身心從裡到外地放鬆開來

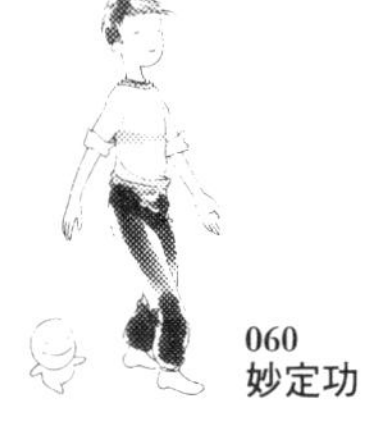

而且，在動作上，我們越放鬆、不用力來練習妙定妙定，練習的效果越好。

1 全身骨骼的放鬆

保持調身線後的身形來練習以下放鬆、放下的步驟：

1.十趾、腳掌完全放鬆、放下，小腿骨、大腿骨放鬆放下。

2.胯骨放鬆、放下。

3.尾閭骨放鬆、放下，脊椎骨由下而上一節一節放鬆、放下。

4.肩胛骨放鬆、放下。

5.肋骨、胸骨放鬆、放下。

6.十個指頭、手掌、兩手、兩臂放鬆、放下。

7.肩膀放鬆、放下。

8.頸骨由下而上一節一節地放鬆、放下。

9.頭骨全部放鬆、放下。

再由頭骨放鬆、放下→頸骨一節一節地放鬆、放下→肩膀→兩膀→兩臂→兩手→手掌→十個指頭→胸骨→肋骨→肩胛骨→脊椎骨一節一節地放鬆、放下→胯骨→大腿骨→小腿骨→腳掌→十趾完全放鬆、放下。

2 皮膚與表面肌肉的放鬆

1.十趾、腳拳的肌肉完全放鬆、放下，小腿的肌肉、大腿肌肉放鬆、放下。

2.臀部放鬆、放下。

3.腰部的肌肉、背部肌肉的放鬆、放下。

4.腹部肌肉放鬆、放下。

5.胸部肌肉放鬆、放下。

6.十個指頭、手掌、兩手、兩臂肌肉放鬆、放下。

7.兩肩肌肉放鬆、放下。

8.頸部肌肉由下而上一節一節地放鬆、放下。

9.頭部肌肉全部放鬆、放下。

再由頭部肌肉放鬆、放下→臉部肌肉→頸部肌肉→兩肩→兩臂→兩手肌肉放鬆、放下→手掌→十指→胸肌→腹肌→背部肌→腰部肌→臀部→大腿→小腿→腳掌→十趾肌肉完全放鬆、放下。

3 全身臟腑器官的放鬆

1.生殖器官、泌尿器官放鬆、放下。

2.小腸、大腸放鬆、放下。

3.胃、脾、肝、心臟放鬆、放下。

4.腎臟放鬆、放下。

5.喉嚨放鬆、放下。

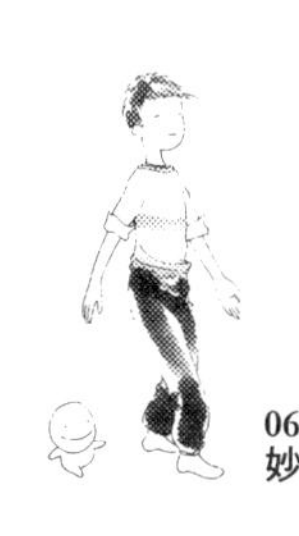

6.口腔放鬆、放下。

7.鼻腔放鬆、放下。

8.中耳、內耳放鬆、放下。

9.眼球、眼睛放鬆、放下。

10.腦髓放鬆、放下。

再由腦髓全部放鬆、放下→眼睛、眼球→內耳、中耳→鼻空→口腔→喉嚨→肺、心、肝、脾、胃、腎放鬆、放下→大腸、小腸放鬆、放下→泌尿器官放鬆、放下。

以上是放鬆禪法在妙定功中的練習，如果不熟悉方法，則可以先參考本系列的第二本「放鬆」一書，其內有很詳細的說明，可以幫助大家熟悉放鬆禪法的練習，如此一來，則可以加速妙定功的進步。

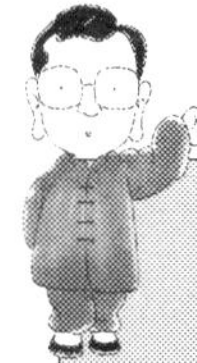

放鬆要訣

放鬆的要訣是：由粗到細，也就是觀想時，是從身體最粗糙的結構開始，放鬆到最細微的部分。

放鬆法在妙定功的練習中，基本上是練習骨骼、肌肉與內臟器官的放鬆、放下。而其方法的步驟是由下而上，再由上而下放鬆、放下的次第順序。

・放鬆、放下、放空

除了放鬆之外，我們又加入了「放下」的方法，因為現代人每天都過著「提心吊膽」的生活，事實上不只是提著心與吊著膽，所有體內的五臟六腑都被提吊著，使身心產生惡性循環；越緊張越提吊，越提吊越緊張，所以，健康的第一步就是要切實的將身心放鬆、放下。

而我們練習妙定功不僅要放鬆、放下，在此更要體會「放空」，唯有放空才能真正的放鬆、放下，因為放空是放下心中的執著；沒有執著，就能如實顯現實相的境界。如此一來，所有的障礙、限制都沒有了，而我們的身心會變得又輕鬆、又柔軟，卻非常有力。

附帶一提的是：越是能放鬆、放下、放空，妙習妙定功的效果越卓越，在身體上所展現的是皮膚會愈來愈細緻、光滑、柔嫩。

・體會放下的感覺

我們要如何體會「放下」的感覺呢？而且這個「放下」不只是「感覺」，而是真實的放下了。以下的小小練習將讓你體會如何放下。

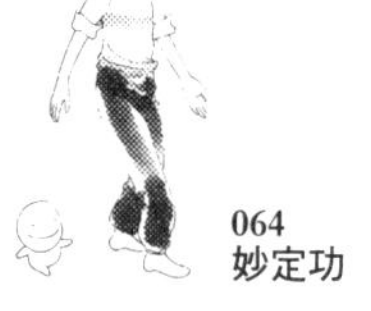

1.首先我們將手臂平舉，平放於桌子或平台上，再將手臂的力量完全放在桌子上，然後感受此時骨頭放下的感覺。

2.將手臂向前好像在水中浮起至與肩同高，然後將手的重量完全放下。可以以另一手扶著看看，是否感覺重重的？如果有重重的感覺，手臂即有放下，如果輕輕的，再試著將手臂的重量整個放下。

3.再將這種「放下」的感覺深植於記憶中，讓身體的其他部位也練習「放下」。

此外，「放下」是

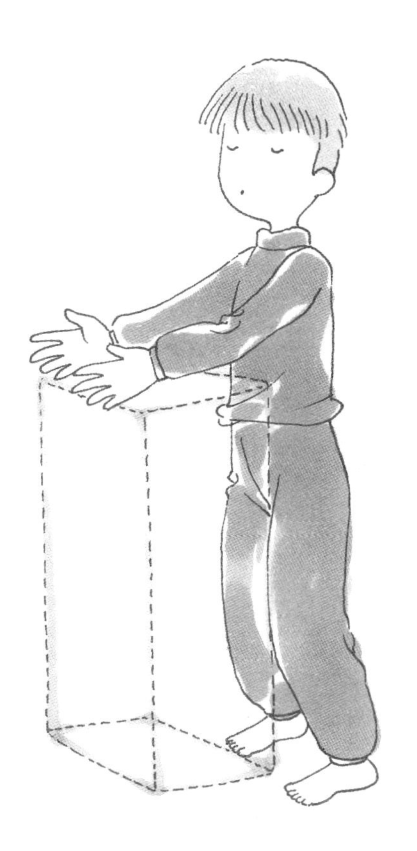

體會放下的感覺

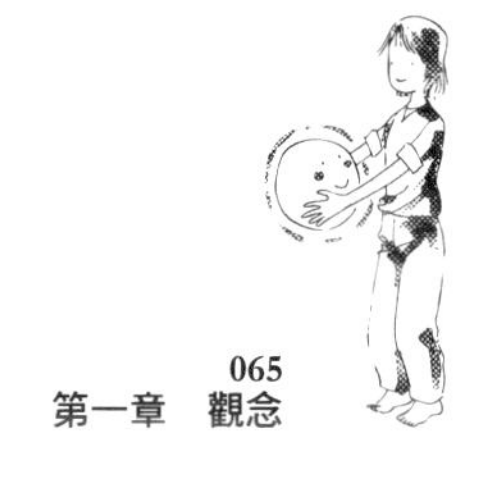

每天不必刻意花任何時間來練習，只要感覺到身心那個部位不舒服，都可以馬上「放下」。靜的時候、動的時候，行、住、坐、臥任何時刻，感到緊張、壓力時，就放下、放鬆。

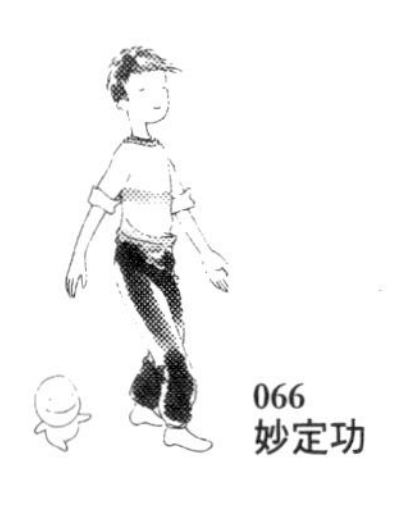

4 身體的線條

練習妙定功，可以改變我們身體線條的結構，因為它會調整改變我們的身體線條。

理想的身體線條，我們可由佛教經典《造像度量經》來了解。書中記載由繪畫而成的佛身，以完美的比例來展現佛陀的身線。如果以現代的科技方法，則如同電腦所繪製成的人體線條圖，藉由身線的調整，來轉換進化人身為圓滿的相。

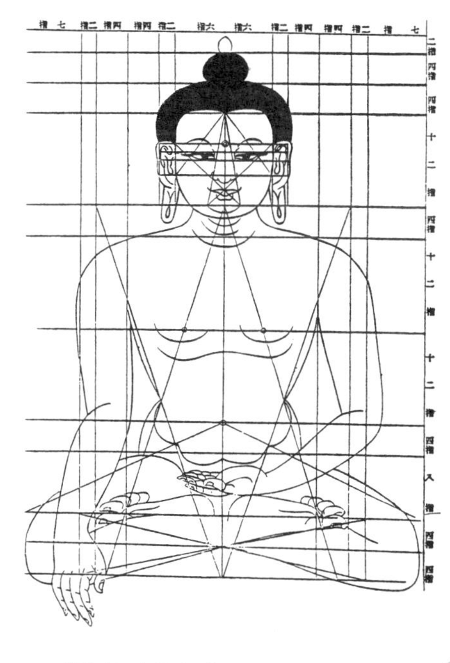

《造像度量經》中的佛身圖

在佛教《造像度量經》中，標示了造佛像所需掌握的比例，因此在基本造型架構中多用直線，來方便造像設計，這種佛身造像的線條，在妙定功的身線上，也有很多的運用。

・正確的身體線條

所以，正確的身體線條，主要是先將全身的主線拉出，再加上變化出的很多細線，再從身體的中軸線一直向外擴出，前、後、左、右同心圓的擴出，由此發展出身體的線條，慢慢再經由線的調整到面到立面的調整。此外，正面與背部的線條亦可互相連結。

最重要的線條是在身體正中央的中線，也就是前面介紹由智慧所現起的中脈，這也是妙定功練習中，我們首先要練習拉中的最重要的一條線條。

這些身體的主要線條非常重要，因為線條扭曲、折列、失去了身線，我們的氣脈也因此堵塞、斷掉，而骨骼的位置不良，因此姿勢也隨之不良，所以我們的氣脈就無法貫串全身，長時間下來不良姿勢的影響，身體就開始變形，骨骼也容易扭曲，因而逐漸喪失了身體的健康。

所以，知道什麼是正確的身線，如何保持正確的身線，將對我們的健康產生很大的助益。

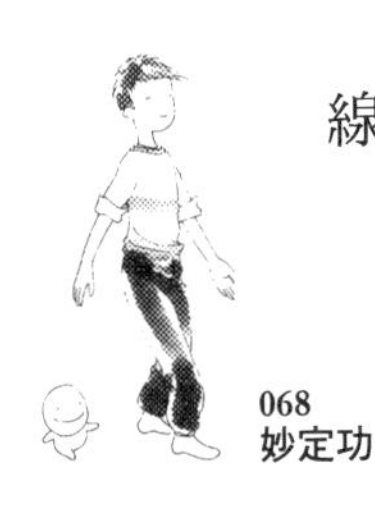

首先我們要認識妙定功最基礎的身體線條練習，主要的線條有九條線，以下分別介紹。

1 背部的線條

首先身體背部的身線，第一條即是脊椎中心的主線。

再來是脊椎骨兩側各有一條線。這兩條線的重點當脊椎兩側的肌肉一放鬆，脊椎骨就會自然復彈性，因此脊椎兩側的這二條線也就顯得十分重要。

我們仔細觀察這些線條，然後將之轉化成我們的身體線條的調整練習。

接著是由兩邊肩胛骨中央的天宗穴，順下到腳後跟的兩條線。

然後天宗穴兩側又各有一條線。

如此背部主要調整九條線。

2 正面的線條

正面有三條主線，由頭頂至胸椎下來的主要中線，及兩邊胸線所順下至腳中趾的線條。

3 側面的線條

身體兩側面的線條是指由脇下延著雙腿外側，直至腳掌外側所拉出的兩條線。

了解身體的主要線條後，我們就開始進入將身體的

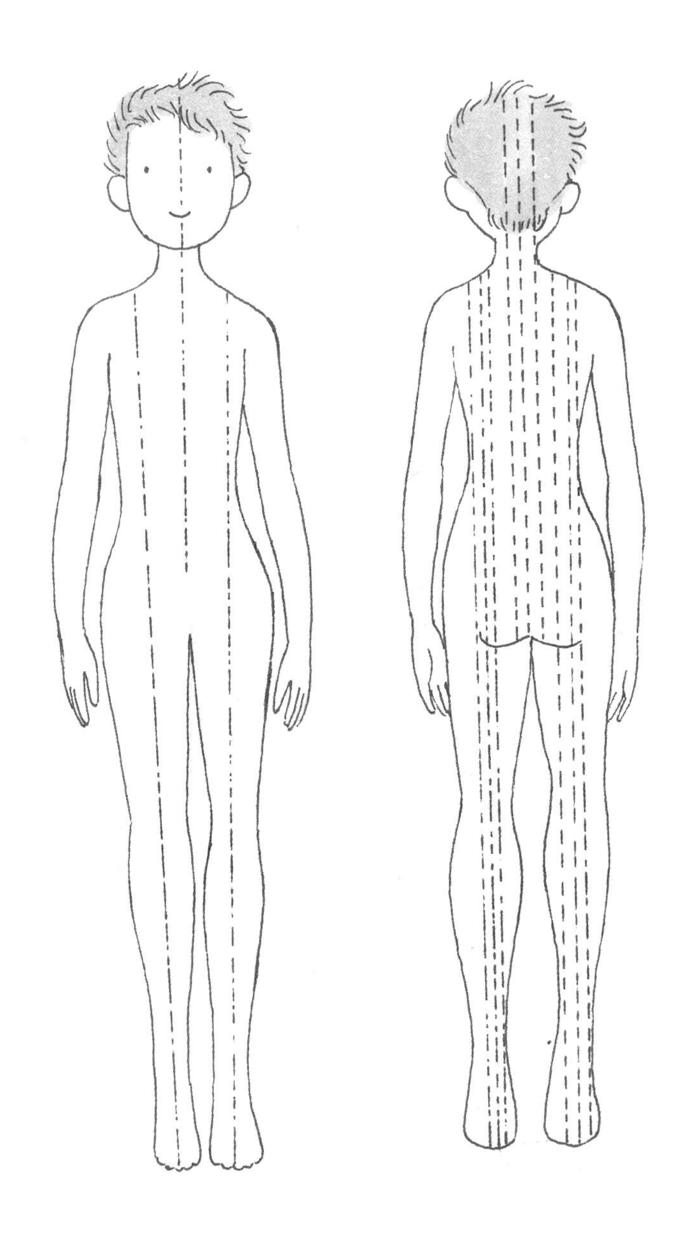

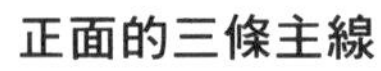

正面的三條主線　　背部九條線

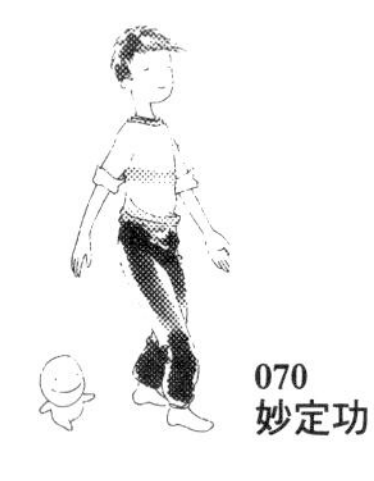

線條調整出來的練習了。

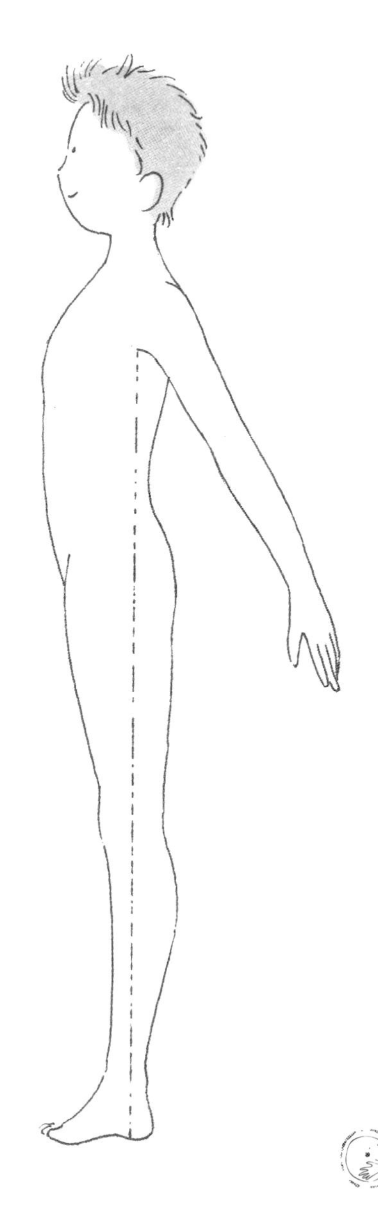

側面的線條

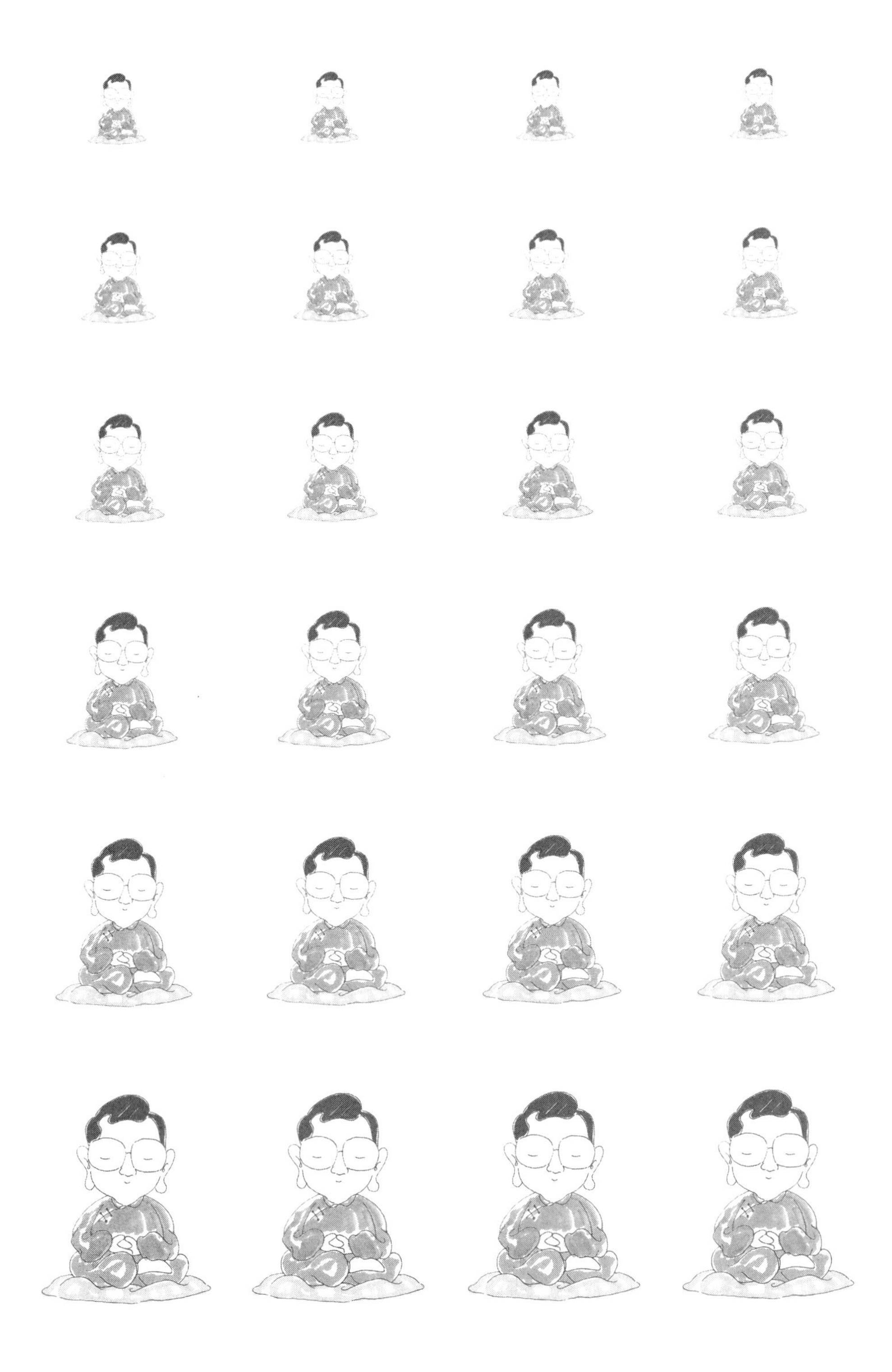

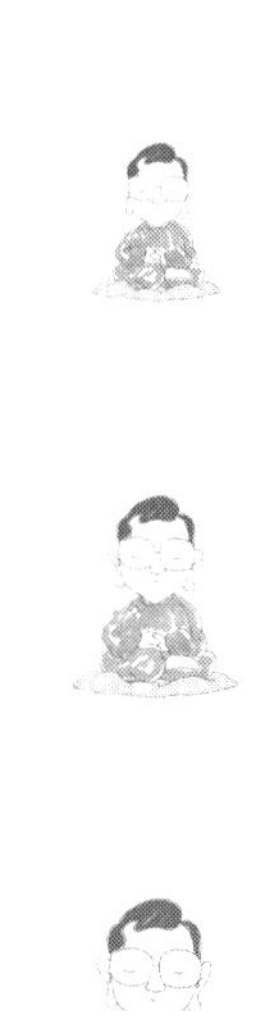
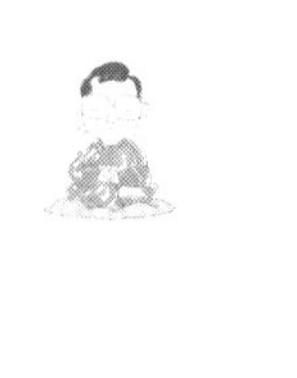
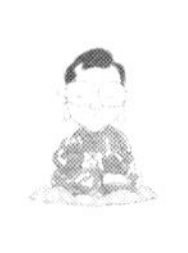
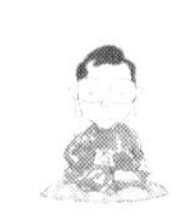
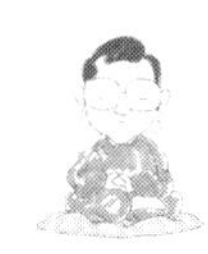
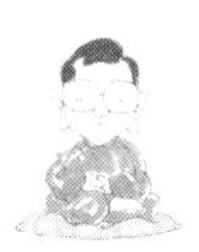
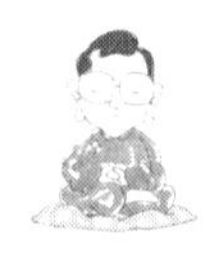
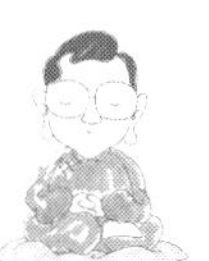
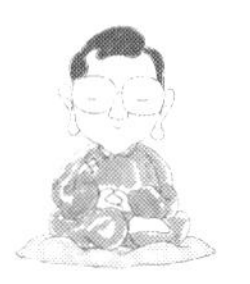
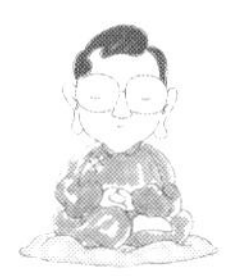
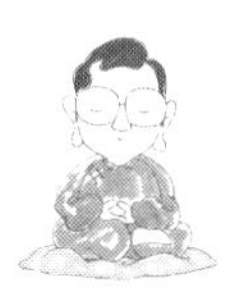
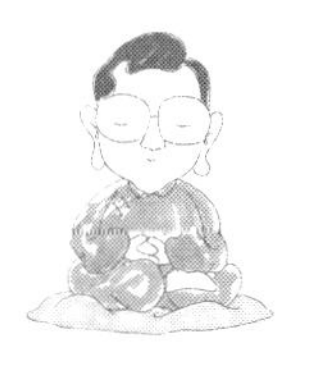
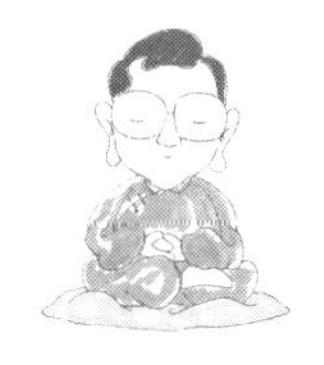

PART……2 基礎動作

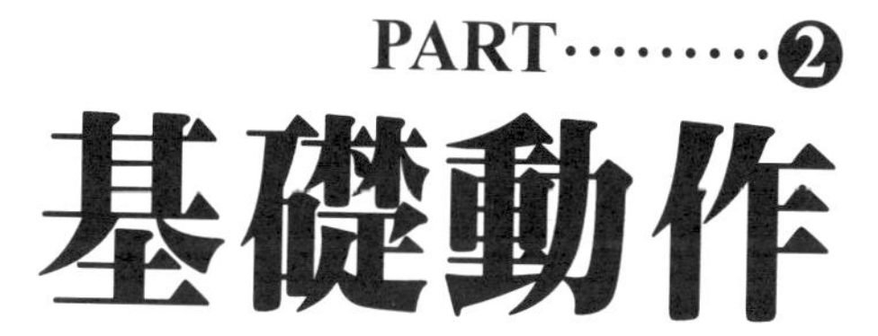
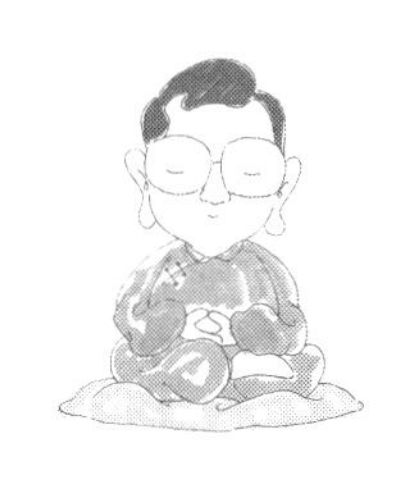
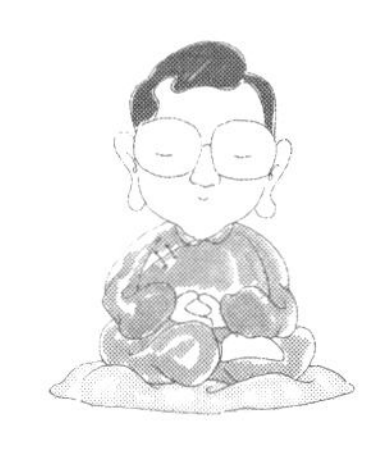
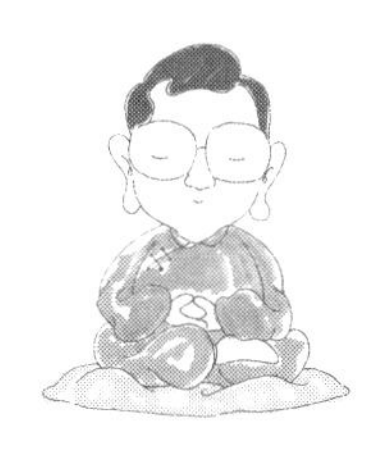
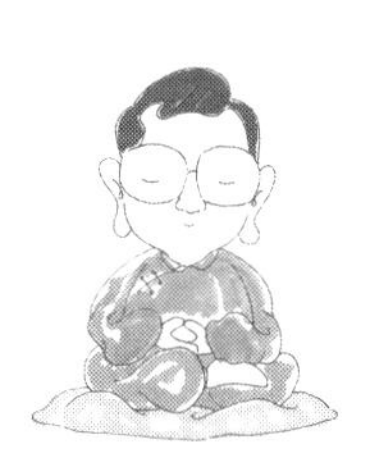
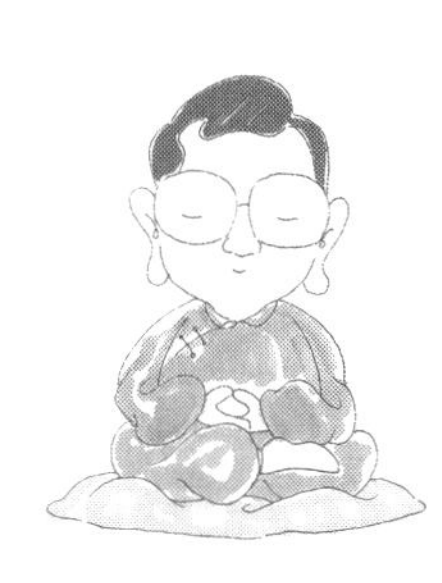
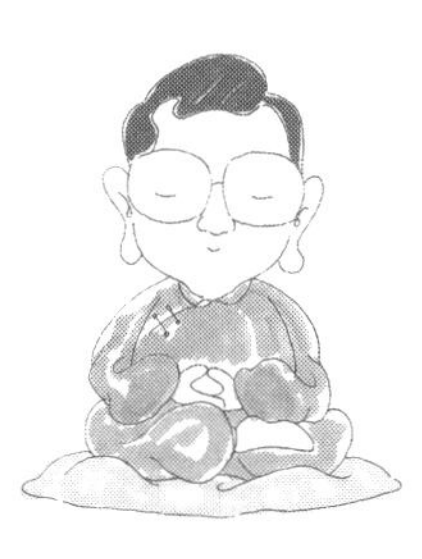
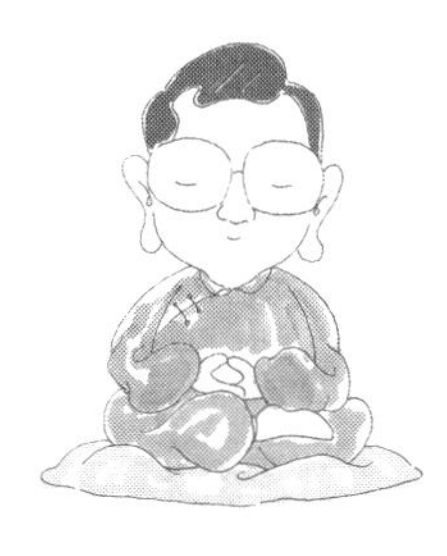
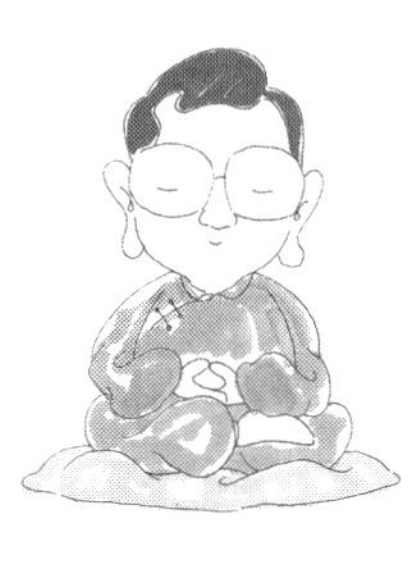

1 正確的身線

・人體與圓滿身相的差別

圓滿的身相具足三十二相八十種好，是人類生理發展的理想狀況。圓滿的身相不只在造型上十分莊嚴圓滿，線條十分圓潤優美，而且在構造上，符合物理運動的原則。

我們觀察圓滿的身相，在外型上莊嚴無比，常能讓人欣喜接受，在比例結構上，讓人感覺到十分的莊嚴完美；在生理構造上，讓自身感覺舒適柔軟、放鬆自在，這樣的身體不易感覺疲累；在體能的運動上，只要運用最小功能，便能產生最大的產值與效能。

一般人最常見的身形，脊椎骨呈現 S 型的。

頸椎向前傾，頭部亦由於五官一直想要對外的執取心，一直往前，而導致大椎骨突出；又由於久遠來都灌輸我們要抬頭挺胸，這種姿勢使得腰椎受到很大的壓力；而且臀部要後翹，讓尾閭骨產生壓迫緊張。

而圓滿身相的脊椎骨是自然豎直，骨節間相連如自然串起的珠鍊一般，這是由於氣脈通達的緣故。身體都

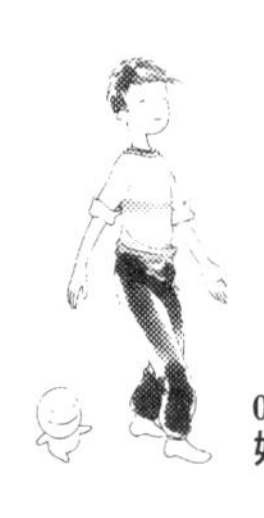

・外型莊嚴無比
・身體舒適柔軟、放鬆自在
・只要運用最小功能，
使能產生最大產值與效能

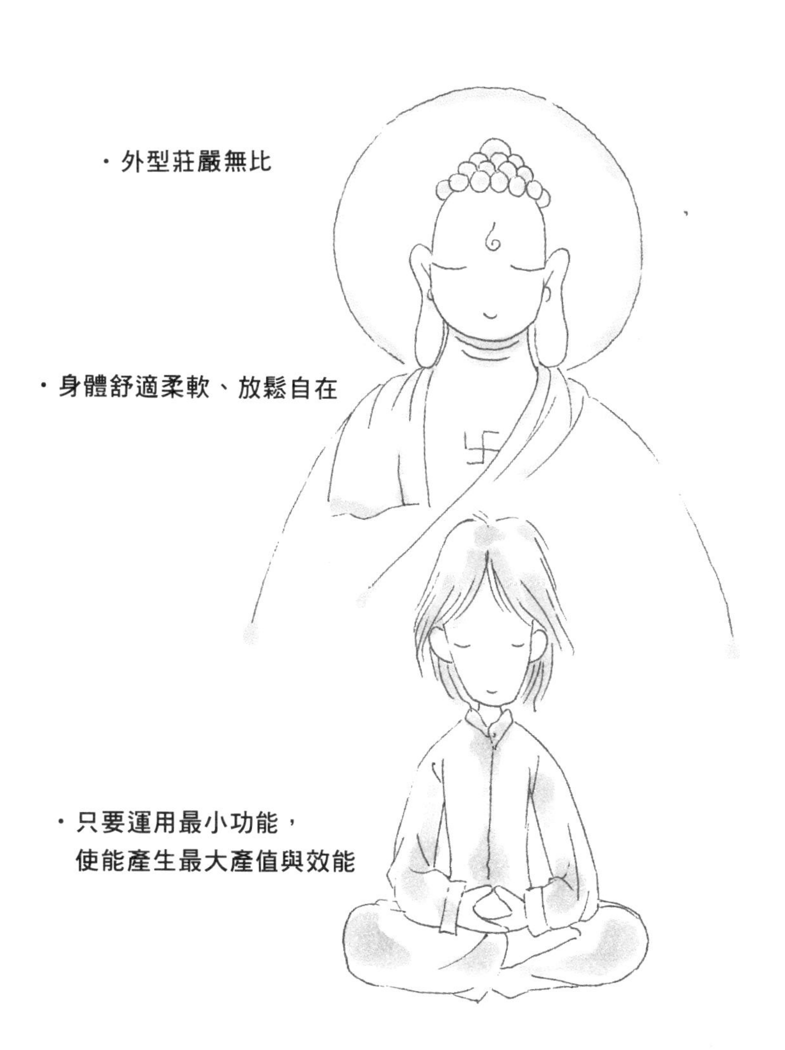

觀察圓滿的佛身

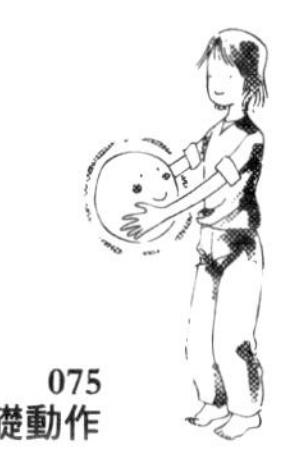

是連成一氣，完全沒有剛硬不平的線條，全身充滿著氣機。

・將骨骼調至正確位置

身線的調整是幫助我們先將身體的線及錯置的骨骼調回正確的位置。

例如從我們的肩膀到手的線，由於平常受壓力及不良姿勢的影響，肩膀通常都會不自覺聳起、手骨翻轉不正。

因此，手的線條往往是節節寸斷，導致肩膀脆弱，容易受傷；手肘易碎、手指冰冷氣血循環不良。

現在將這些斷折的線條，透過身線的調整來改善，調整過後的線條雖然還不能達到像佛身一樣圓滿的身線，是相對性較好的線。

如果我們調整手線，調整後，會感覺到手指上有熱氣，關節的部位會有熱氣。

・串連身體的線

如果我們隨時隨地身線都不失去、斷掉，慢慢的，全身便能連成一氣，整個身體連成一體。

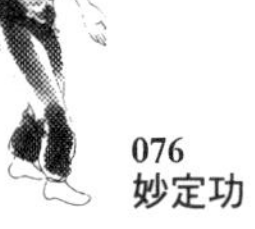

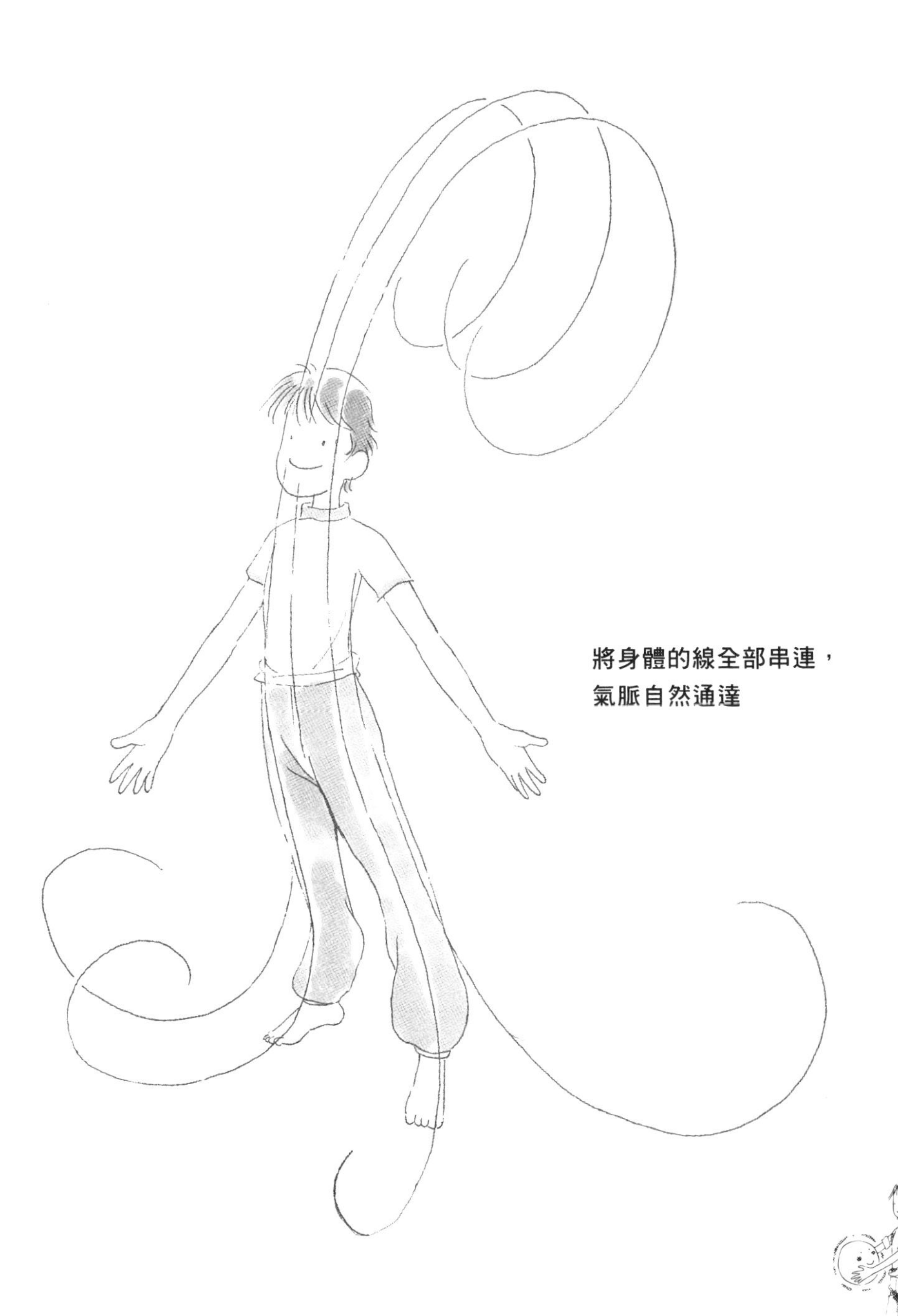
將身體的線全部串連，
氣脈自然通達

如果將之運用在武術的練習，則能練成渾身都是勁道，每一個動作都是有勁道的；精勤練習以後，我們每個動作都有其道理所在、不失其所；而且動作非常的輕柔，在舉手投足中，都可運用自如。

例如手掌的五個指頭就是有五條線在轉動，而轉動的時候，我們指頭的線不會失去，隨時隨地的在不可思議的角度中展現力量，不論任何姿勢都是一樣的，當然身體的線便不會失去，而且隨時都在練功，隨時手指都是溫暖有力。

正確身線自然增長生命能量

如果我們能隨時保持身線不斷，身形不失，全身的氣脈便能連成一體，所有動作都不失其所，生命能量自然能時時增長。

所以我們在身線的微調中，雖然身體的線仍然是斷續的，但漸漸地，身體的線會連結起來，而身線的調整也會越來越微細，練習純熟後，身體的線將全部串連，氣脈自然能貫串遍達全身，不但改善身心，還能增加智慧。

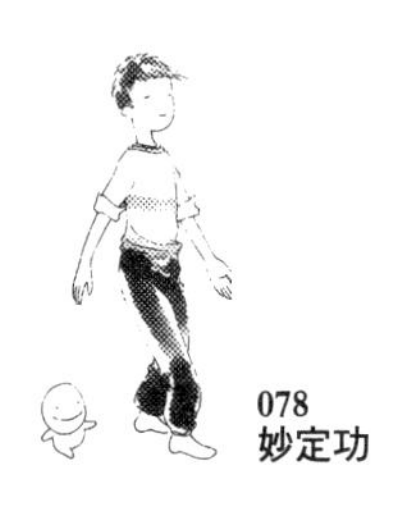

2 調整身線的利益

身線的調整簡單的說就是將骨骼放置於正確良好的位置，就會調整出良好的身線。

因此，將特別容易承受壓力的部位，藉由正確調整身線的方法，將之調整回相對性正確位置，不僅壓力可以得到抒解，而且氣脈會更加暢通，使身心都得到改善與健康。

我們光是練習身線的調整，全身可獲致放鬆的效果，在身心上能夠獲得很多不可思議的好處。

・正確身線對身體的利益

很特別的是，當我們將身線調整好、骨骼放置於正確位置，身體就會自然調整，氣機自然流竄全身。

當手臂調整之後的皮膚變得較為光滑、細嫩，身線調整之後，我們的動作變得更輕鬆自在，氣機都直接流竄到末稍，手腳不再冰冷，手也變得更加有力。

調整肩胛骨之後，累積在肩胛骨的壓力，就放鬆許

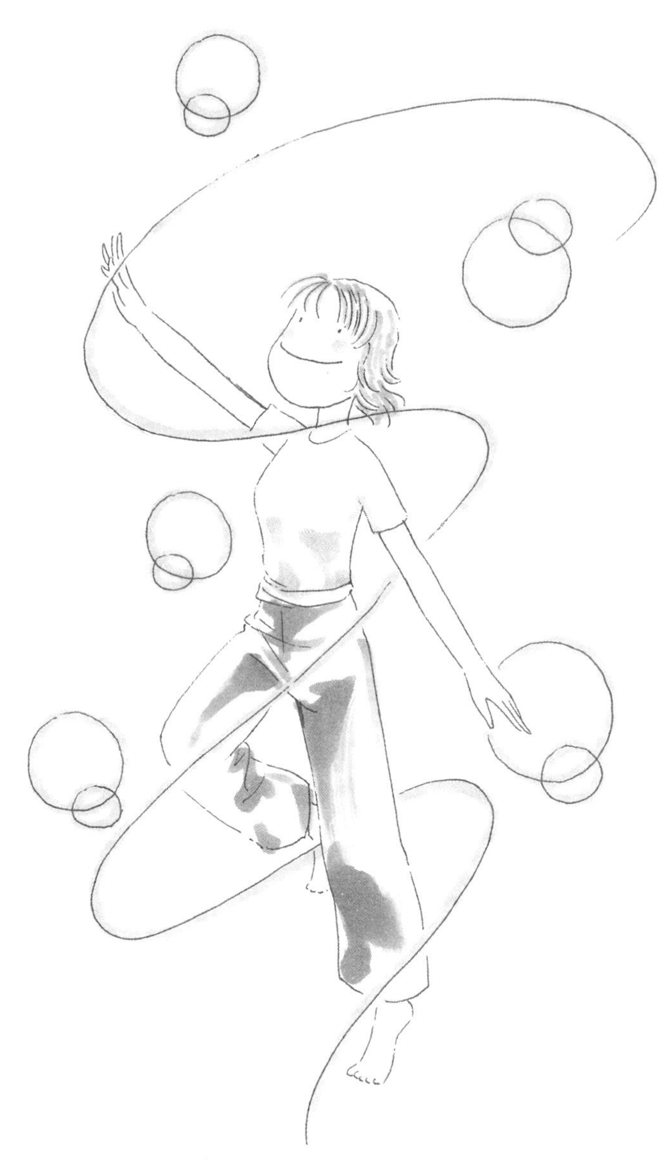

將身線調整好，骨骼放置正確位置，
身體將會自然調整

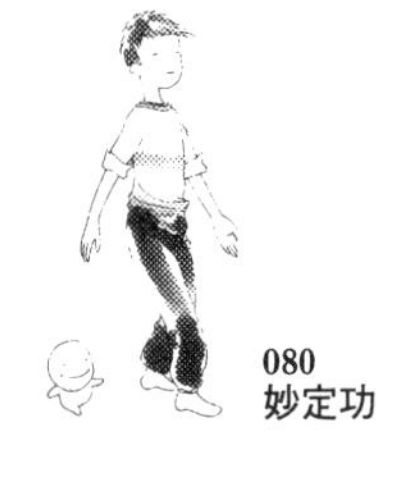

多，動起肩膀來也比較鬆；胯骨的調整讓腰部鬆柔，整個底盤便穩固下來。

腳調整之後，整個氣機便沉到腳底；頭部調整的效果非常顯著，除著頭腦會變更清楚之外，甚至臉形也調整。

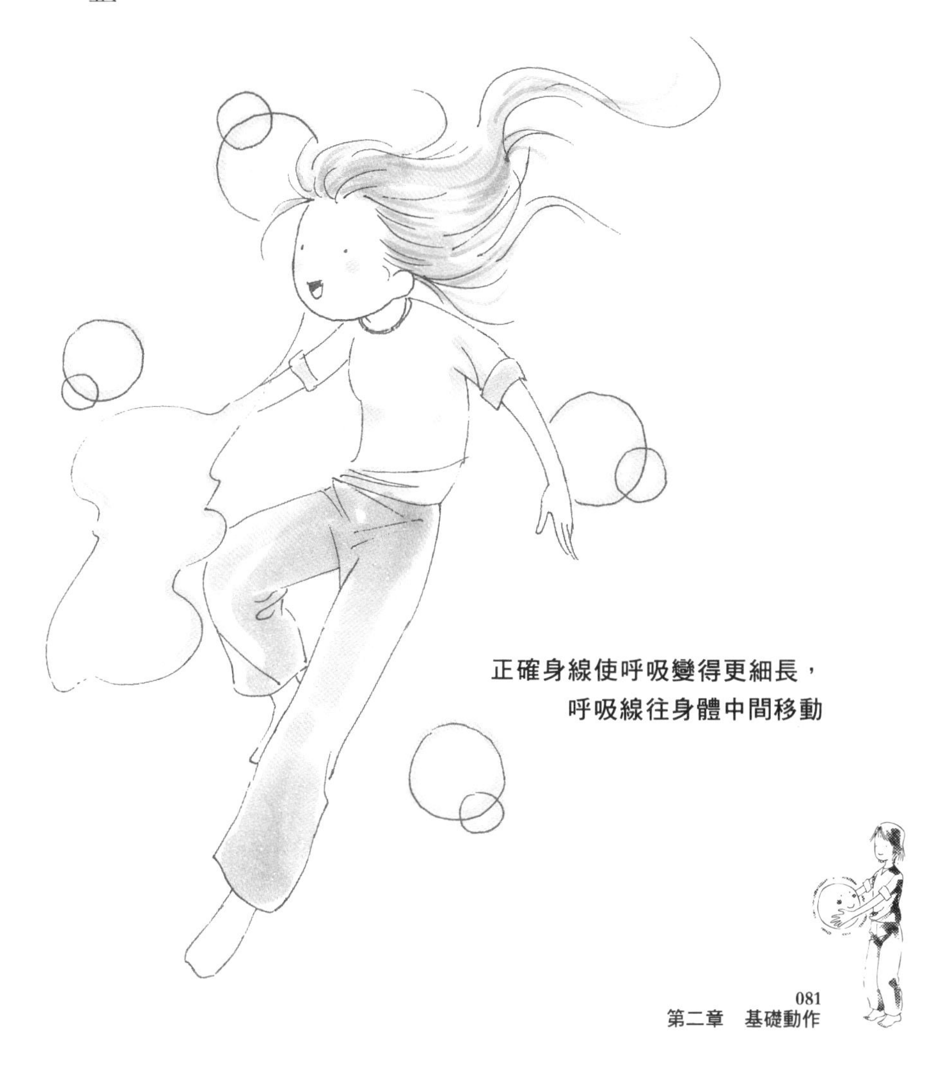

正確身線使呼吸變得更細長，
呼吸線往身體中間移動

・正確身線對呼吸的利益

當全身調整完，骨骼連結相對性順暢，全身氣血流暢、活絡，我們可以發覺到不只身體上實質的利益，心念也會漸漸安定，呼吸變得更為細長，呼吸線逐漸往身體的中間移動的現象，或是有脈輪呼吸的現象產生，這樣的變化有助於中脈的開發。

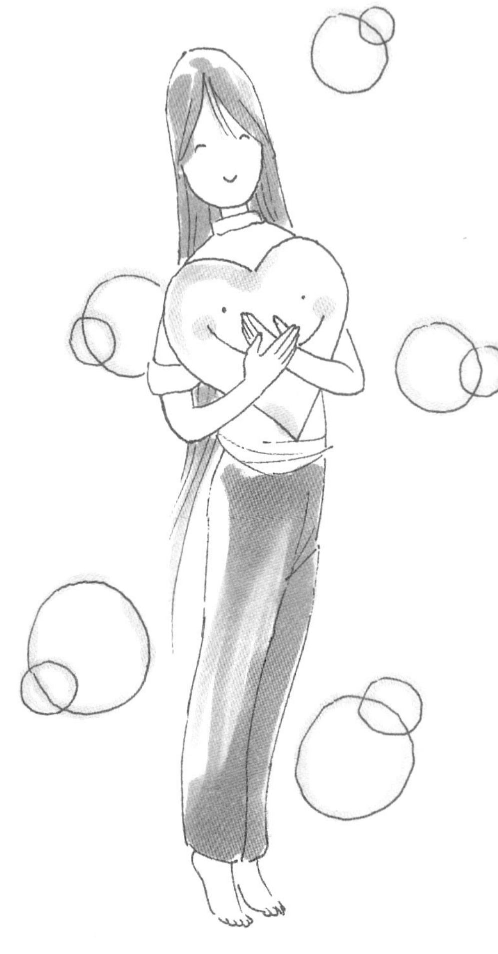
正確身線使我們自然生起慈悲、友愛的心

・正確身線對心靈的利益

當我們的身、息、心變得安定的時候，會發覺到我們觀察事情的方法變得和以往不一樣，跳脫出以往的慣性思考模式，不但創意增長，當我們處事待人的時候，更可以體會到自己跟對方的立場，心中自然生

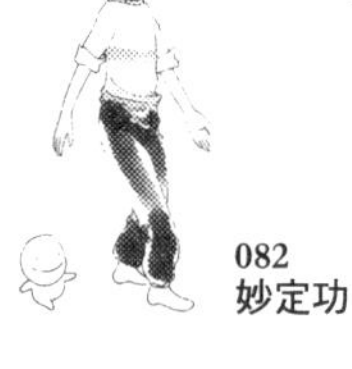

起慈悲、友愛的心。

身線的調整，它所調整的不只是身體的，連呼吸與心念都會隨之調整，當身體、呼吸、心念三者可逐漸放鬆，那麼，我們的智慧也會很自然的增長。

3 身線的調整方法

・調整的部位

1 肩膀

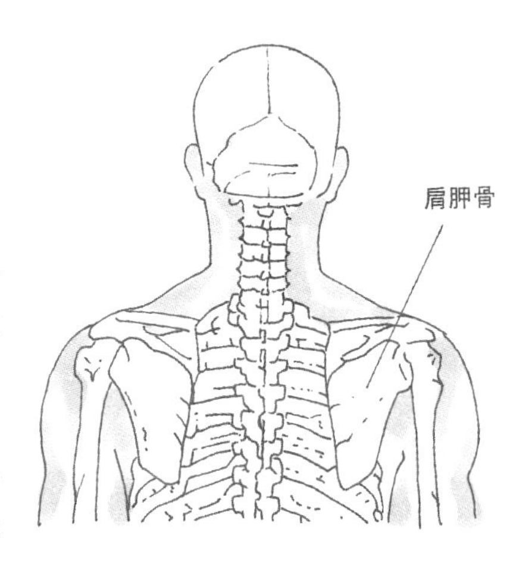

妙定功中，大部分的調整部位，都是身心壓力累積比較嚴重的部位。像肩、頸、手臂、胯骨、膝蓋、頭部常常是身心壓力的集中地。當我們承受壓力時，肩胛骨隨之上聳擠壓產生扭曲變形，而肩部則呈現既內含又外折的扭曲狀態，使骨骼呈現裸露狀態，脆弱而容易受傷。

心裡一緊張，我們的肩膀幾乎是同時高高聳起來，有些人甚至在平時就習慣於聳肩而不自知。以往「五十肩」的症狀，現在幾乎已經提早到「三十肩」，再加上電腦的普遍使用，我們的肩膀扭曲的更形嚴重。

2 手臂

不正確的使用肩膀，或手提過重的物品，手臂肩膀都很容易拉傷。

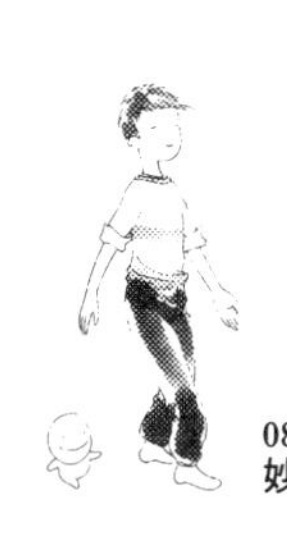

像手腕關節的部位使用極為頻繁，也很容易受到傷害，尤其是電腦族因為不正確的姿勢而造成腕部受傷的肌腱炎越來越普遍。

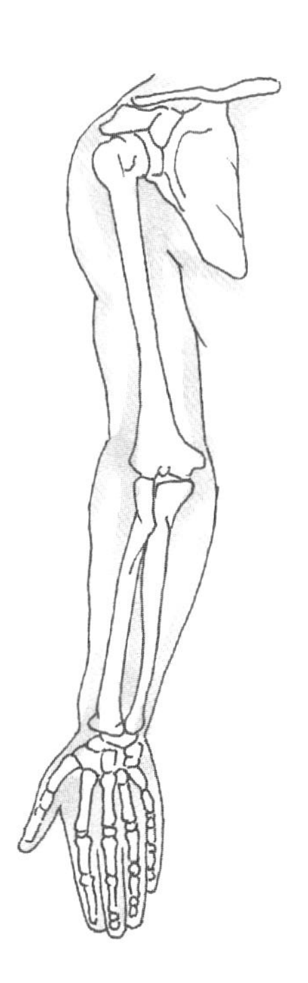

3 胯骨

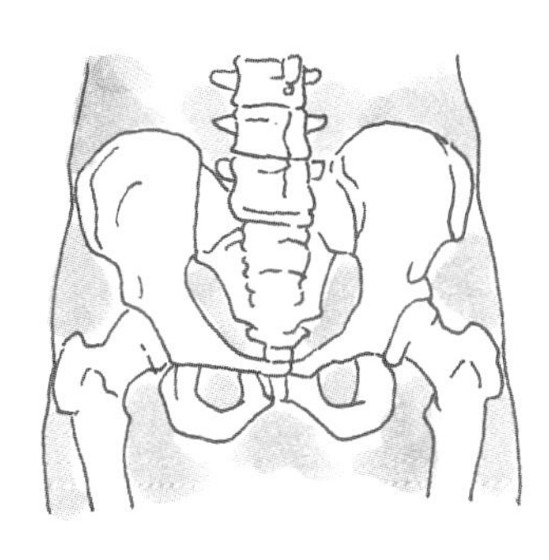

其實很多傷害的造成，原因是姿勢不良所引起，當然有些部位是會隨著成長而變形。像胯骨就是一個很明顯的例子。

我們出生時的胯骨是平正的，而當我們開始情欲的出現時，胯骨便開始呈現外翻的現象，而生過孩子的婦女，胯骨外翻的現象更是嚴重。

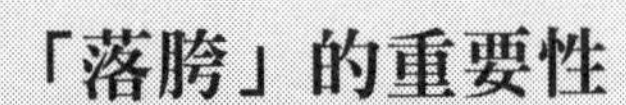

「落胯」的重要性

對於習武的人而言，「落胯」是必備的基本要求，為什麼「胯骨」如此重要呢？

因為只有胯骨向下落，我們的底盤才會穩固，身心才能安住不動，而站立、走路時才能輕鬆自在，腰部不受壓力，所以，胯骨的調整極為重要。

4 膝蓋

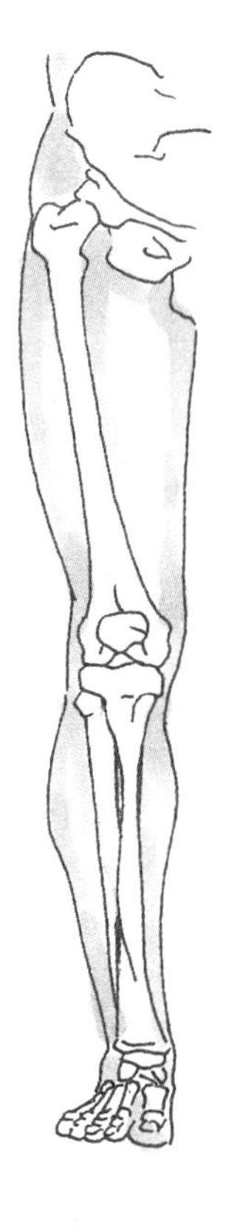

膝蓋是我們身體使用極為頻繁的部位，而且承受著我們全身的重量，而我們的膝蓋，是很容易受傷，而且氣機無法流暢到腳底，通常是向外折，而且我們習慣讓膝蓋直挺挺，這樣的姿勢

5 頭部

此外，由於我們的自我執著心的緣故，我們的眼睛、耳朵、鼻子、嘴巴、身體都時常被外物所執著，因此頸部往往向前

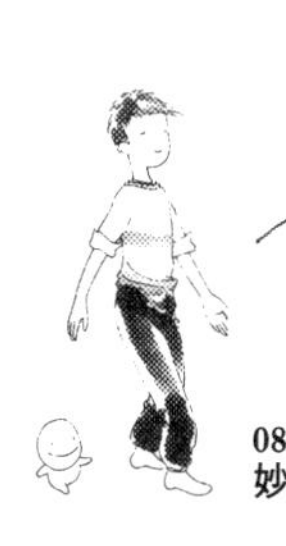

引，這樣的姿勢，引起頭部與身體的連結不順暢，氣血循環不良，很容易導致頭痛的問題。

基於以上的了解，我們可經由調整身線的練習，而使這些因姿勢不良，引起身體上的問題得到改善，進而促進全身氣脈循環順暢。

練習本方法時，無論任何時間、地點都可以練習，練習妙定功前，先練習調整身線的方法。

身線的調整可分為手臂、肩胛骨、胯骨、腳及頭部等部位。手臂的部位又可分為鎖骨、肩關節、肘關節、腕關節及指關節的調整。

以下，我們分別來練習。

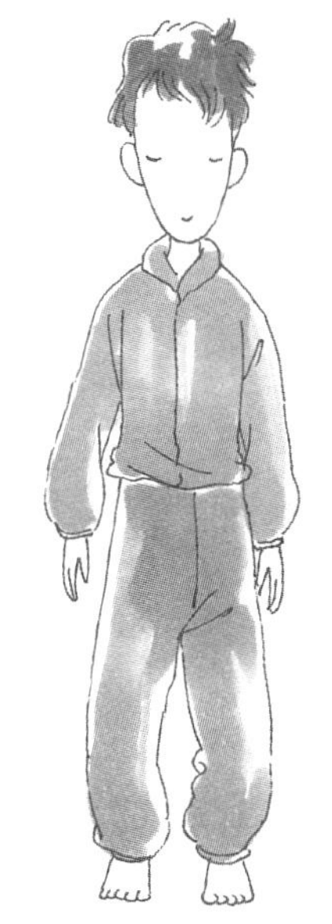

放鬆的站姿

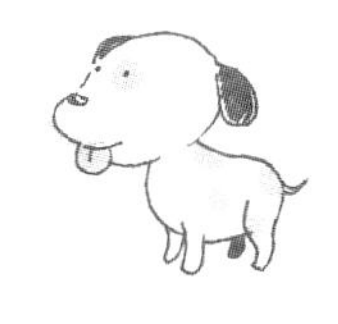

・基本姿勢

我們以放鬆的站姿來練習，雙腳自然站立，張開約與肩膀同寬，身心完全放鬆的站著，儘讓身體的重量往下沉，到腳底。雙手放鬆下垂，呼吸保持自然。

然後，我們開始練習身線調整的方法。

我們想像自己像站在水中般地放鬆，身體像楊柳一樣輕柔。

1 調整鎖骨

⑴身心完全放鬆，放下。（圖 1）

⑵右手以鎖骨為中心，想像肩胛骨像一扇門一樣輕輕向前含。（圖 2）

⑶移置身體前方時，讓肩膀放下，手往下沉。（圖 3）

⑷手平平的移回身側。（圖 4）

要訣

・只移動要動的部位，動作越放鬆效果越好。

練習動作時，注意肩膀不要聳起

聳起肩膀是我們平學習慣性的動作，所以注意肩膀不要聳起來。無論你知不知道自己的肩膀是否聳起，無論如何，只要將肩膀放下即可。

此外，手做平正收回來的動作時，不要有轉動或其他多餘的動作，或是再習慣性再外翻。

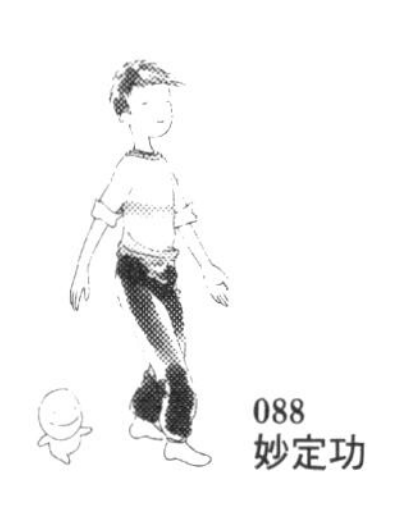

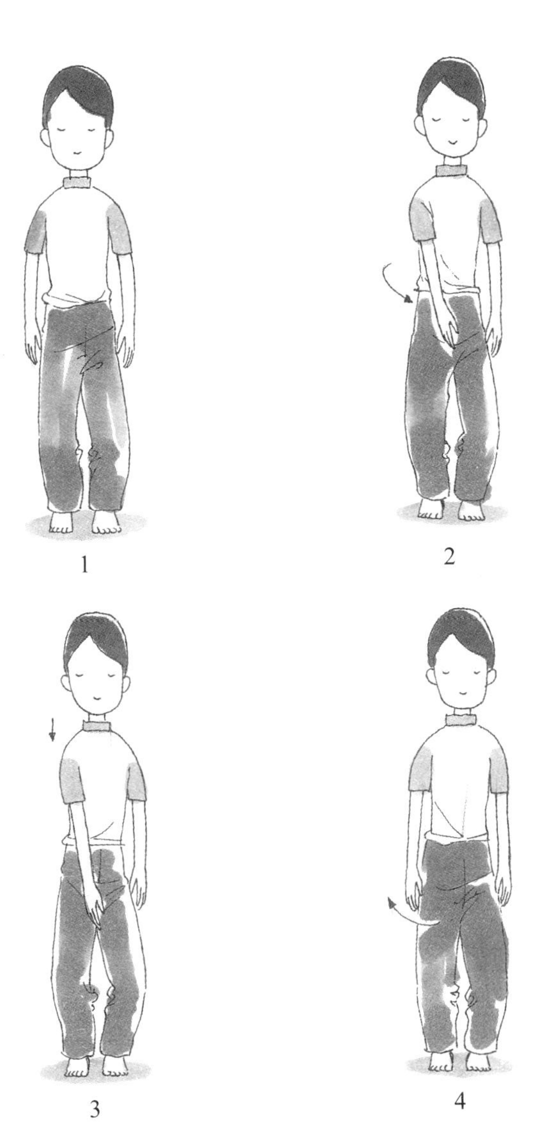

調整鎖骨

練習的檢測

・正確的調身之後，最常見的反應是感覺手指頭脹脹麻麻熱熱的。

・如果只調整右鎖骨，可與左邊尚未調整過的鎖骨比較，明顯的發現右邊鎖骨的肌肉開始有飽滿的現象，好像氣球一樣微微膨脹，肌膚也變得較細，如同嬰兒的肌膚一般，也比較有光澤。

・手放在鎖骨上方，感覺有熱氣散發出來，這是氣機開始暢通的現象。

・右手和左手平舉比比看，可以發現右手變得比左手長。

2 調整肩關節

⑴以右肩關節為中心，想像肩關節像一扇門一般，向前關門，整個手臂隨著肩關節放鬆向前內含。（圖1）

⑵手移置身體前方時，將右手原地輕鬆地往下放。（圖2）

⑶肩關節平平的回正，移回身側。（圖3）

要訣

・肩關節完全放鬆、輕輕的向前含，就像將門往身體前方關門一樣。

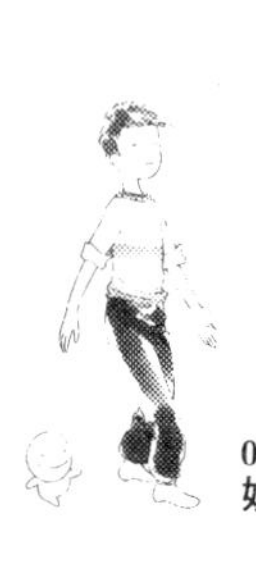

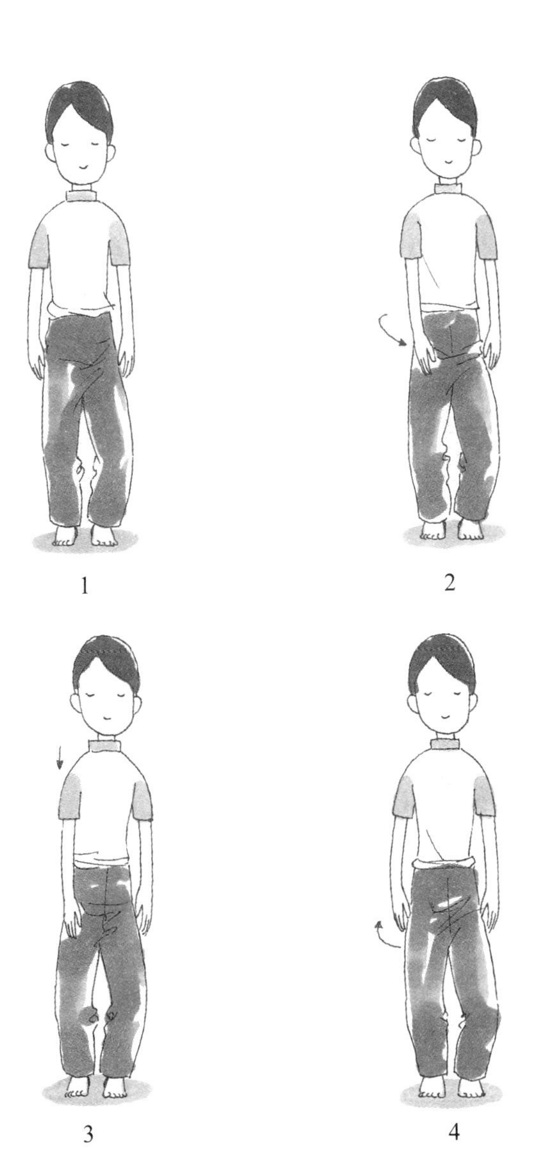

調整肩關節

注意事項

・注意肩膀不要聳起來。

練習的檢測

・如果我們把手放在調整的肩關節上，會發現有熱氣冒出，如果氣會有黏稠的感覺，這是由於體內濁氣排出的現象。

・右肩調整完之後，試著先拍打右肩，再拍打左肩，這時會發現右肩比較不會疼，好像有氣墊保護一樣。

・這時再比較兩手的長度，會發現比起鎖骨的調整練習，手又增長一些。

3 調整肘關節

⑴以肘關節為中心，想像右下手臂如同在水中一般，朝上慢慢的浮起來，完全不用力的置於胸前。（圖1）

⑵感覺手的力量是往下沉的，好像手放在桌上的感覺。（圖2）

⑶手肘自然慢慢放下。（圖3）

要訣

・讓手臂的中軸線隨著肘關節慢慢浮起，慢慢回復。

・如果以另一隻手扶著浮起的手臂，感覺手臂有很沉重的力量，表示浮起的手臂是放鬆的。

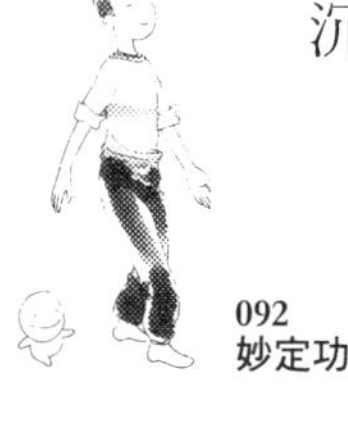

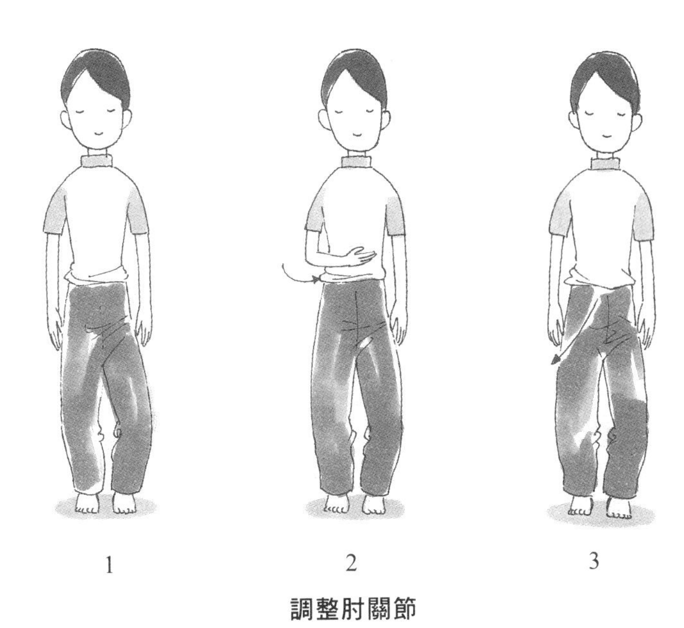

調整肘關節

注意事項

・下手臂是像在水中般浮起

練習的檢測

・完全放鬆的情況下，會感到手是有重量的，而且感覺很酸。

*4*腕關節與指關節的調整

⑴想像右手臂像在水中一樣，輕輕的向前浮起，感覺好像有人托著我們的手臂一般。（圖 1）

⑵腕關節完全放鬆，讓手掌自然掉下來。如果腕關

節完全放鬆的話，手掌與下手臂會自然呈90度。（圖2）

⑶手掌再慢慢回正。（圖3）

⑷再將每根指頭的指關節，由上而下一節一節自然放鬆的向內捲。（圖4）

⑸手指慢慢鬆開，手指完全伸展開來。（圖5）

⑹整個手臂再慢慢放下來。（圖6）

⑺整個右手臂調整完之後，同樣步驟再練習左手臂。

要訣

・調整時的動作要像是浮在水中一樣輕柔。

・腕關節定住不動，讓手掌自然往下沉。

練習的檢測

・調整完之後，會感到腕關節變靈活，手指輕柔、飽滿有力。

・調整過的手指敲打未調整的指頭，手指變得較有力量。

・調整到這個階段，手部已經完全放鬆了，這時不但手的線條變得順暢柔美，自然浮貼身體，手的反應也變快了，力氣也變大了。

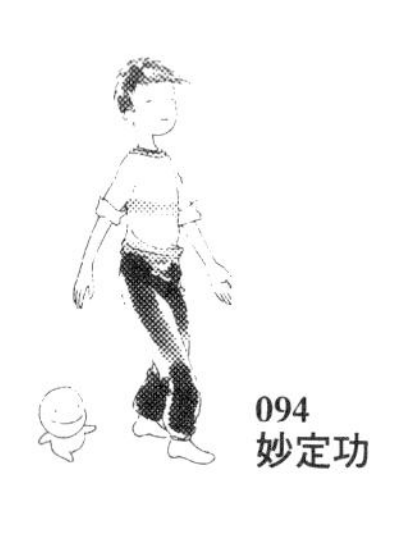

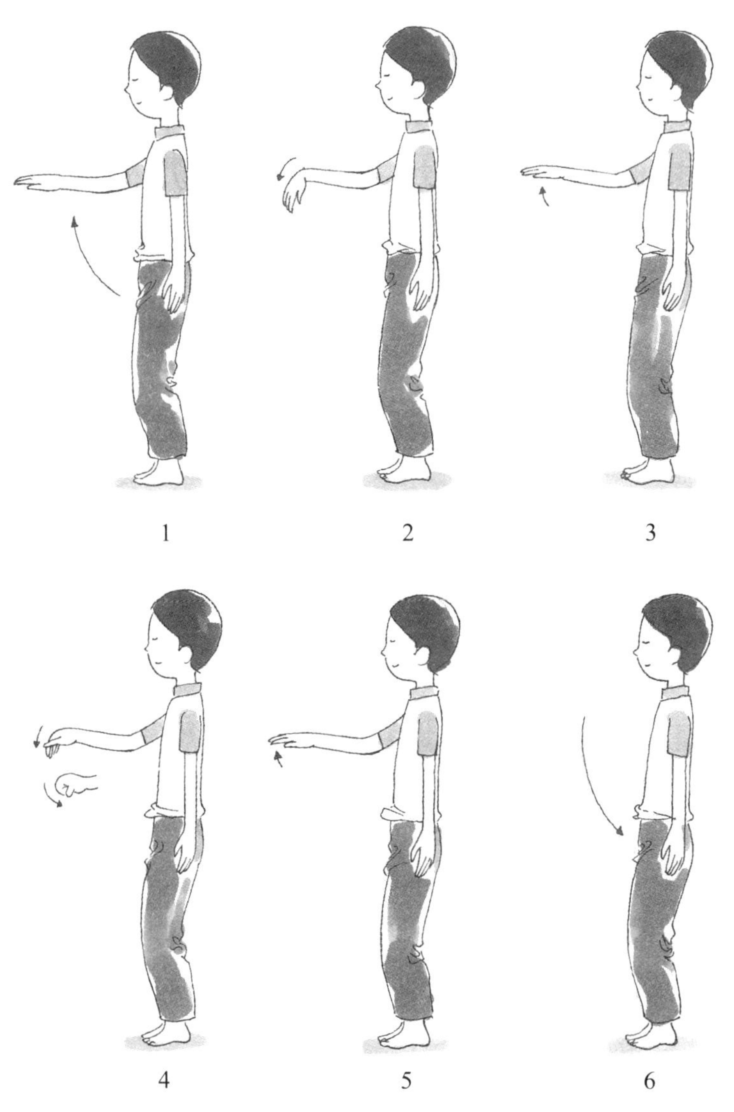

腕關節與指關節的調整

5 調整肩胛骨

⑴身體慢慢向前傾，雙手自然放鬆下垂。（圖 1）

⑵雙手在胸前做交叉的動作，藉由此動作，讓肩胛骨擴展出來。（圖 2）

⑶然後，雙手慢慢放下，再以雙手撫順肩胛骨下的肌肉，撫順三次。（圖 3）

⑷身體再慢慢起身，藉由回正的動作將肩胛骨放下。（圖 4）

⑸起身後，再將兩手分置於說脇下，大姆指朝前，四指朝後，以雙手虎口從身體兩側脇下順氣。（圖 5）

要訣

- 雙手放鬆下垂好像猩猩的手臂一般。
- 儘量讓肩胛骨擴開來。
- 撫順的雙手放鬆、放空。

練習的檢測

- 肩胛骨是否有熱氣流竄，肩胛骨沒有那麼緊張？
- 動動肩胛骨，是否感覺比較鬆了？
- 脇下的氣是否比較飽足？

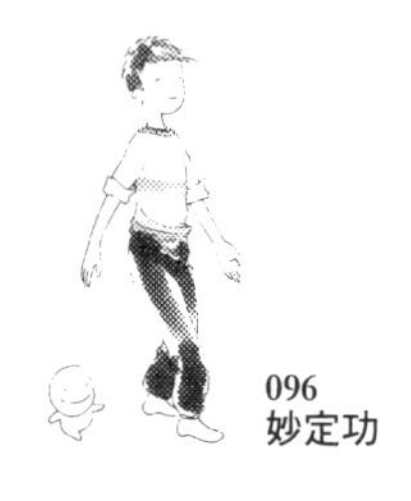

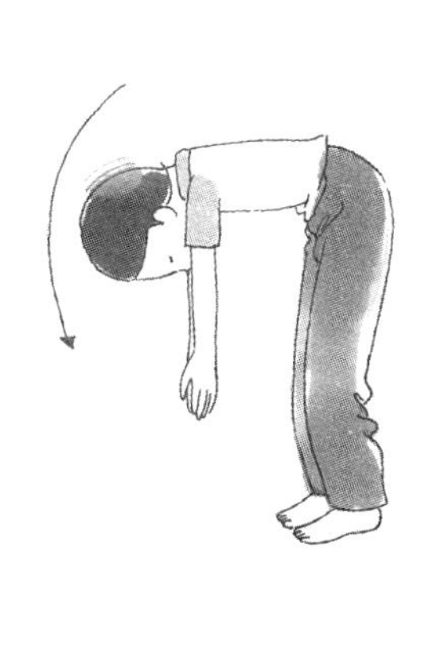

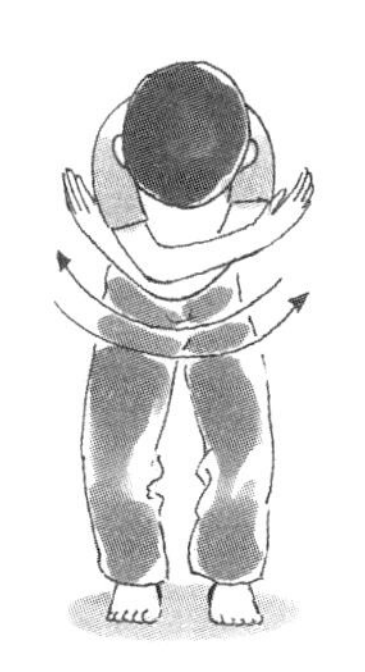

1　　2

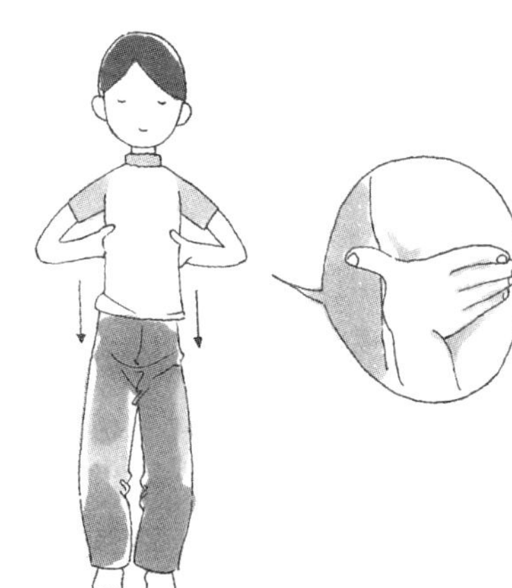

3　　4　　5

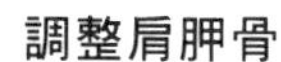

調整肩胛骨

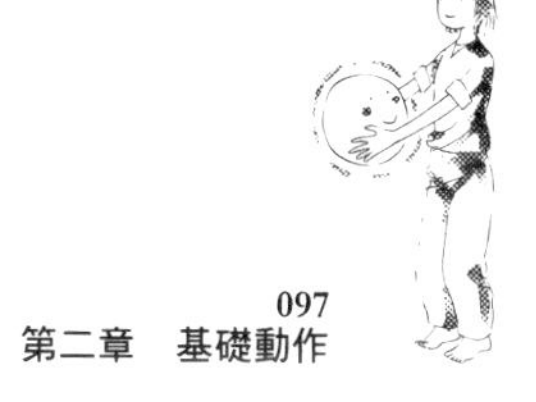

6 手臂與肩胛骨的聯合調整

⑴接著，雙手完全放鬆，朝兩側平平浮起，整個人呈十字形。（圖1）

⑵雙手於正前方輕輕合掌，兩手手掌相合有如黏住一般。（圖2）

⑶手掌慢慢翻轉至胸前，使指尖朝向胸部。注意翻轉的角度，以兩掌不分開為原則。（圖3）

⑷想像手掌與胸部之間有一個氣球，氣球不斷的變大，我們的手臂也隨之往外擴張，我們的肩胛骨也隨著外擴，擴到極點時，保持此姿勢稍停片刻。（圖4）

⑸二手掌翻轉回復指尖朝上，然後左手下、右手上兩掌交疊，從心輪慢慢撫氣順到丹田。（圖5）

要訣

・雙手合掌時，雙掌放鬆地黏在一起，還可以想像手掌完全消失一般，變成空掌，這種空掌可以去除我們意識中，對「手的概念」的執著限制，使調整的練習達到更好的功效。

注意事項

・當想像氣球擴張時，身心要放鬆，肩膀不要聳起。

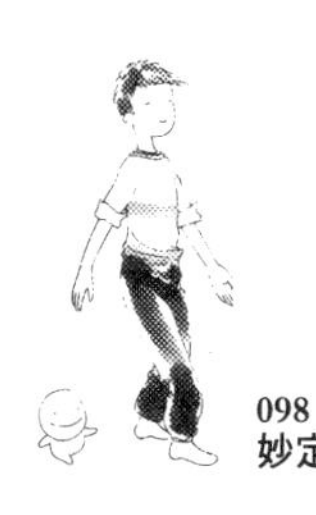

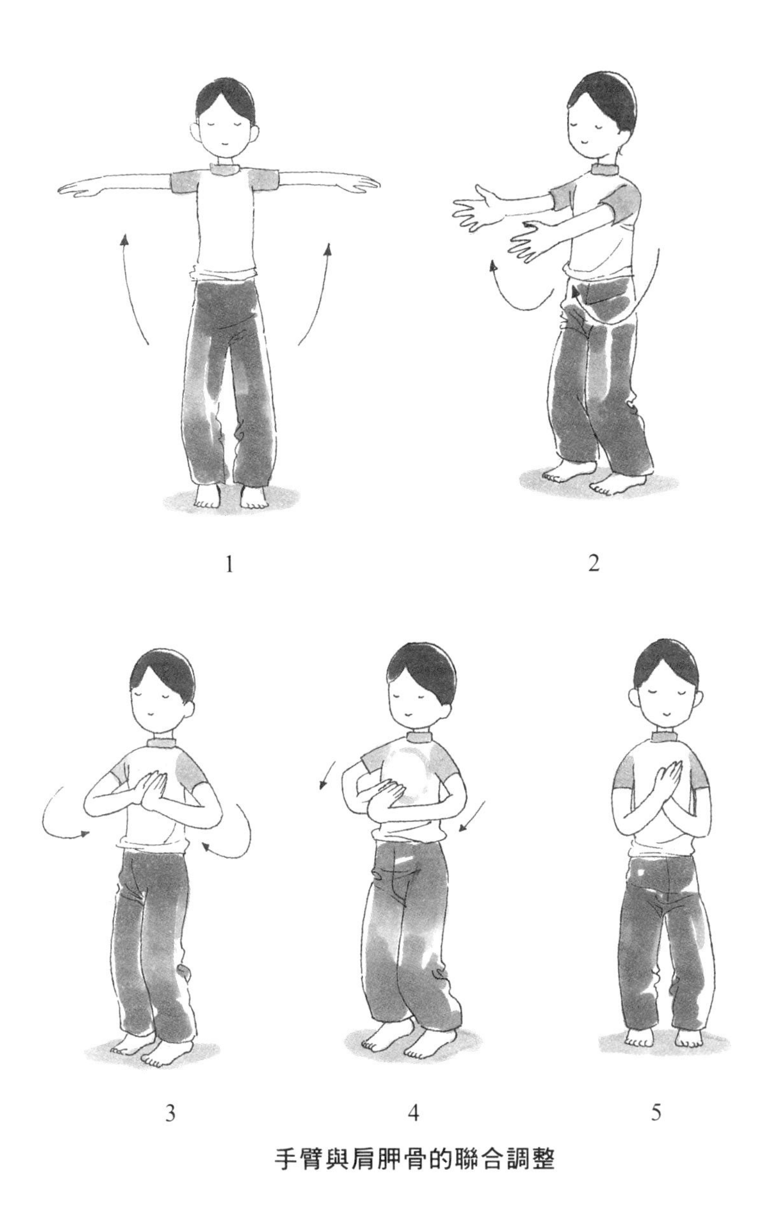

手臂與肩胛骨的聯合調整

練習的檢測

・肩膀比之前更加放鬆了嗎？

・胸部的鬱結之氣是否鬆開了？

・心氣是否比較順暢？

7 調整胯骨

⑴我們先將外翻的胯骨往內扣，方法是以右腳跟為基點，胯骨、膝蓋、右腿自然向內扣；左腿做同樣的動作，使雙腳呈內八字的狀態。（圖 1）

⑵接著身體慢慢向前彎，脊椎一節一節自然向前彎曲，雙手自然下垂，完全放鬆，就像猴子和猩猩的手臂一樣。（圖 2）

⑶將臀部儘量向後推移，保持此姿勢片刻。（圖 3）

⑷雙手撫順臀部的氣三次。（圖 4）

⑸慢慢起身，藉由起身回正的動作，讓胯骨自然往下落，尾閭骨掉下來，感覺上半身坐在雙腿上，雙腳慢慢回正。（圖 5）

要訣

・胯骨要向內扣。

・起身時，胯骨、尾閭骨往下掉，感覺上半身是坐在兩腿上。

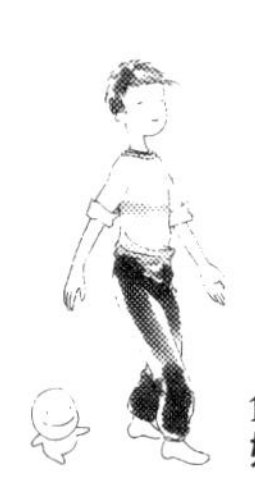

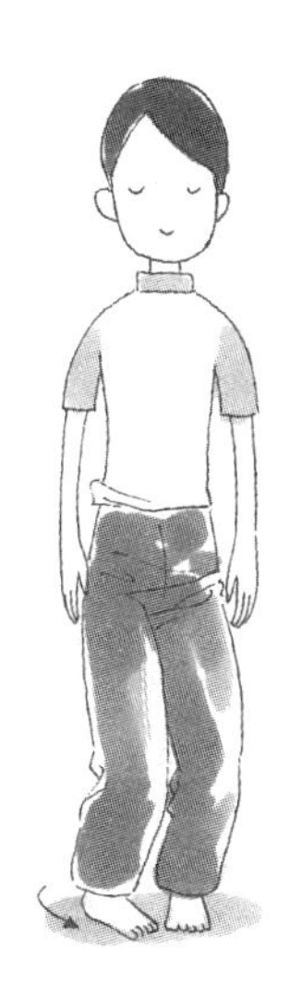

1

2

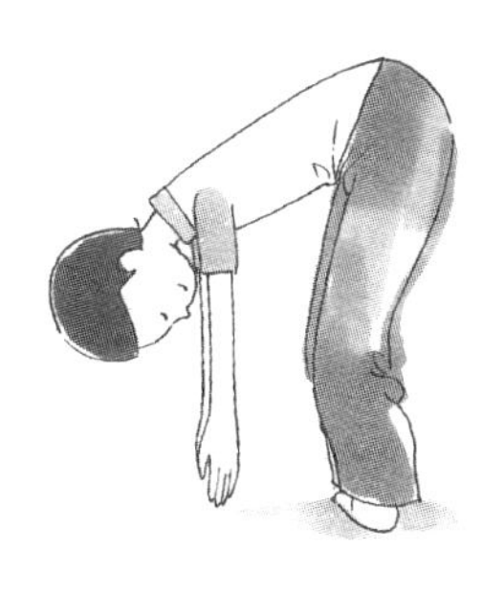

3

4

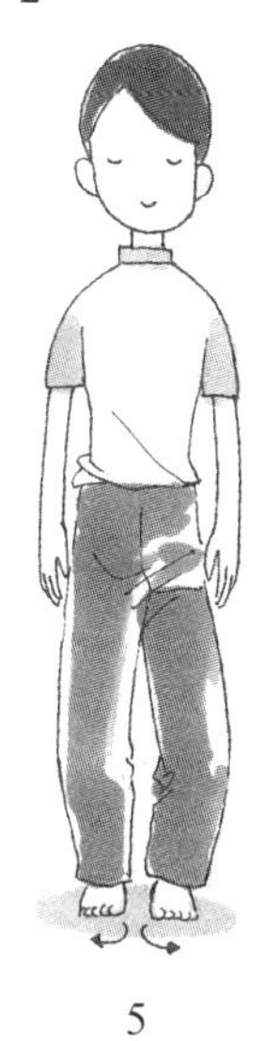

5

調整胯骨

・撫順臀部的氣時，手掌要好像是黏著我們的身體一樣，與身體密合撫順。

注意事項

・身體向前傾時，膝蓋微彎，不要直挺挺的。

練習的檢測

・轉動胯骨，腰部的動作是否比較靈活？

・腹部是否有內縮的感覺？

・臀部的肌肉是否變得更有彈性，氣機飽滿？

8 調整雙腿

⑴當我們調整到胯骨之後，會感覺氣好像積存在膝蓋，這時我們的膝蓋要自然微微的彎曲，如此使膝部放鬆，氣機順暢。（而平常行走、站立時，也要隨時保持膝蓋微曲的狀態，才不會失去腳部的身線。）（圖 1）

⑵膝蓋微彎時，氣便順下至腳底，然後將十個腳趾頭往上提，再放下。（圖 2）

⑶腳後跟抬起來，以墊腳尖站穩，腳後跟再放下來。（圖 3）

⑷感覺到腳掌完全的平貼在地面，與大地黏成一氣。（圖 4）

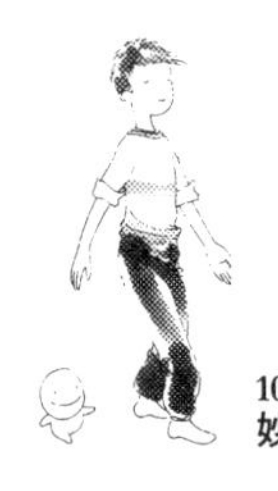

要訣

・膝蓋自然微微彎曲。

・十趾扣住地面再抬足跟，腳跟放下之後感覺腳掌與大地完全結合在一起。

練習的檢測

・膝蓋是否自然彎曲，沒有卡住？

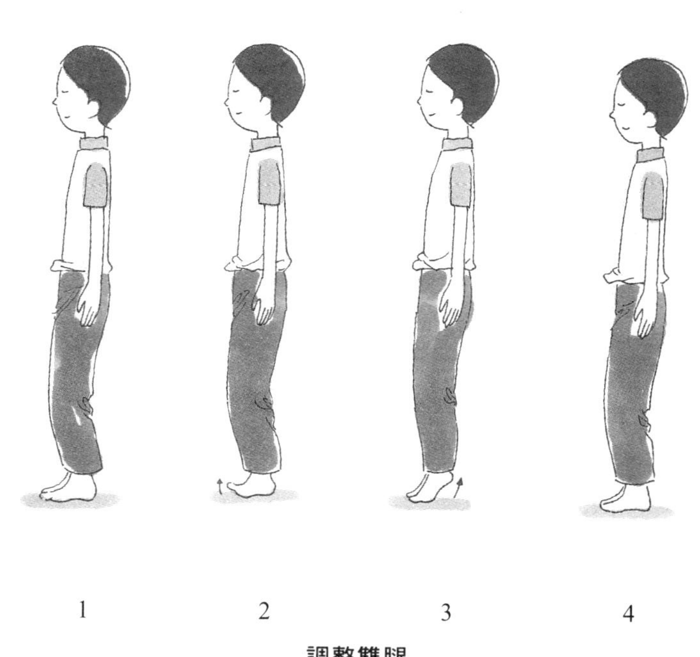

調整雙腿

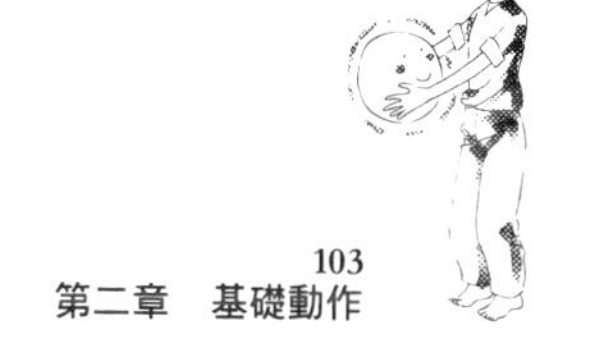

・如果調得正確的話，會感覺到身體好像落地生根一般黏在大地。

・請別人推推自己的身體，是否如同大樹一般屹立不搖？

9 頭部的調整

⑴大椎骨、肩胛骨完全放鬆的往下掉。（圖1）

⑵讓頸椎儘量往後推。（圖2）

⑶將下顎平正的往內收。（圖3）

⑷將頭部好好放置在頸椎上。（圖4）

⑸兩下頷及下巴的部位放鬆。（圖5）

要訣

・大椎骨一定要放下來。

・調整好姿勢後，一定要放鬆，如果感覺很緊張、平順，記得從緊張的中心點放鬆。

練習的檢測

・收下顎時，口中是否有唾液產生？

・丹田是否有溫熱的感覺？若有，則表示氣入丹田。

・當大椎骨往下掉的那一剎那，頭腦會是否變得比較清楚？而眼睛也比較亮？

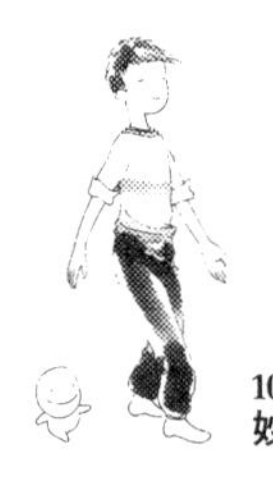

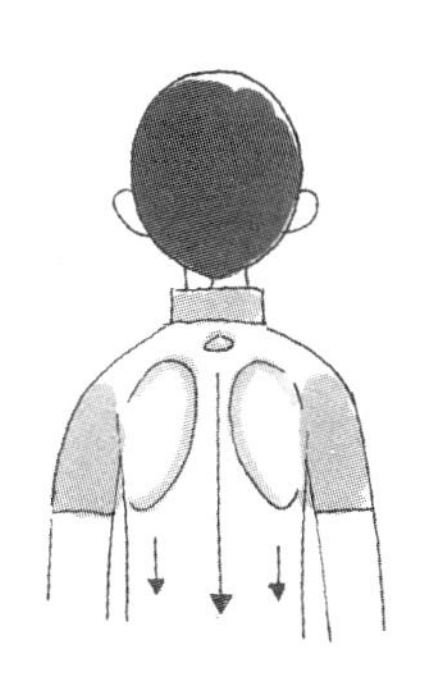

1

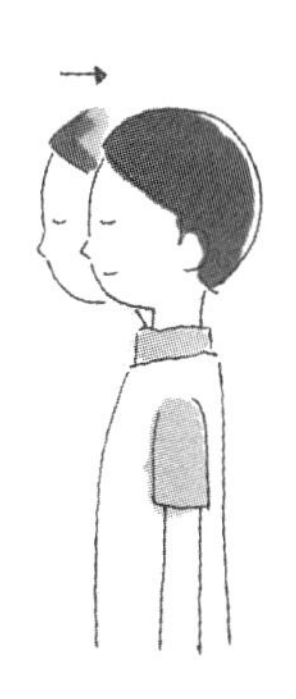

2

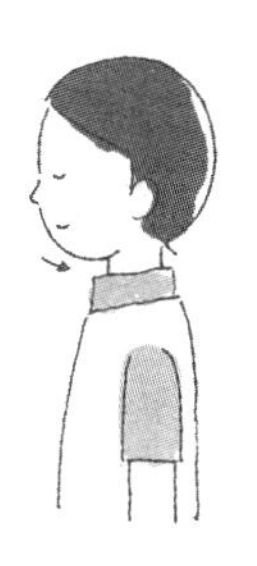

3

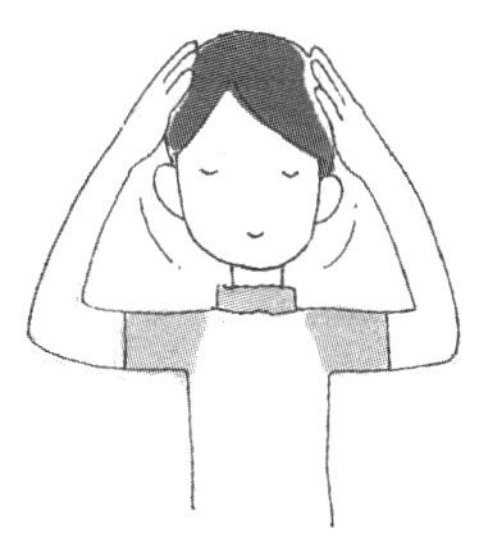

4

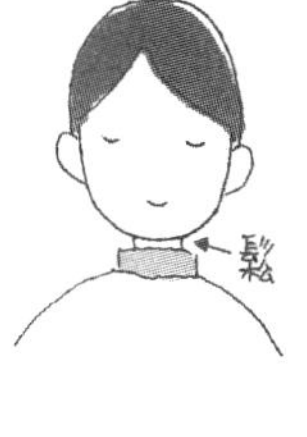

5

調整頭部

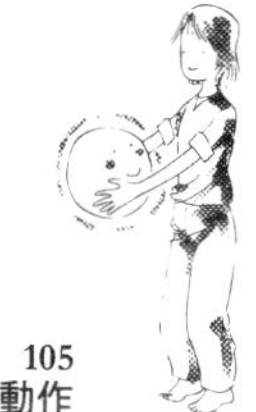

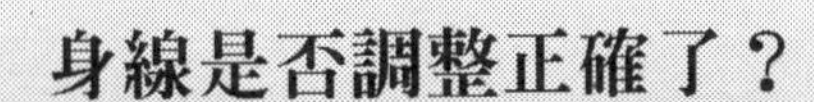

身線是否調整正確了？

初學妙定功者，常常耽心自己的身線是否調整正確。其實，這是不需要耽心的。因為有練習即有效果，而且我們所調整的身線是相對性正確的位置，慢慢地趨近，只要放鬆地勤加練習，自然會在自己的身心上展現成果。

另外，要注意的是：當我們調整完身形之後，因為身體已經開始產生變化，變得比較放鬆，力氣也變大了。所以，不要輕易地打人，以免產生不良後果。

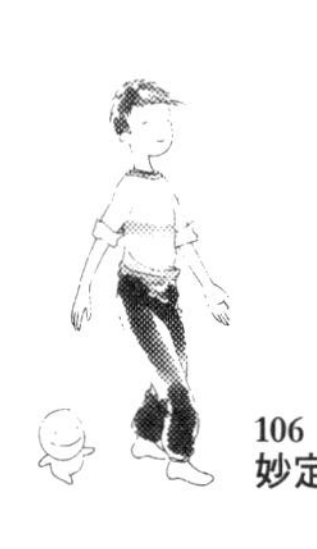

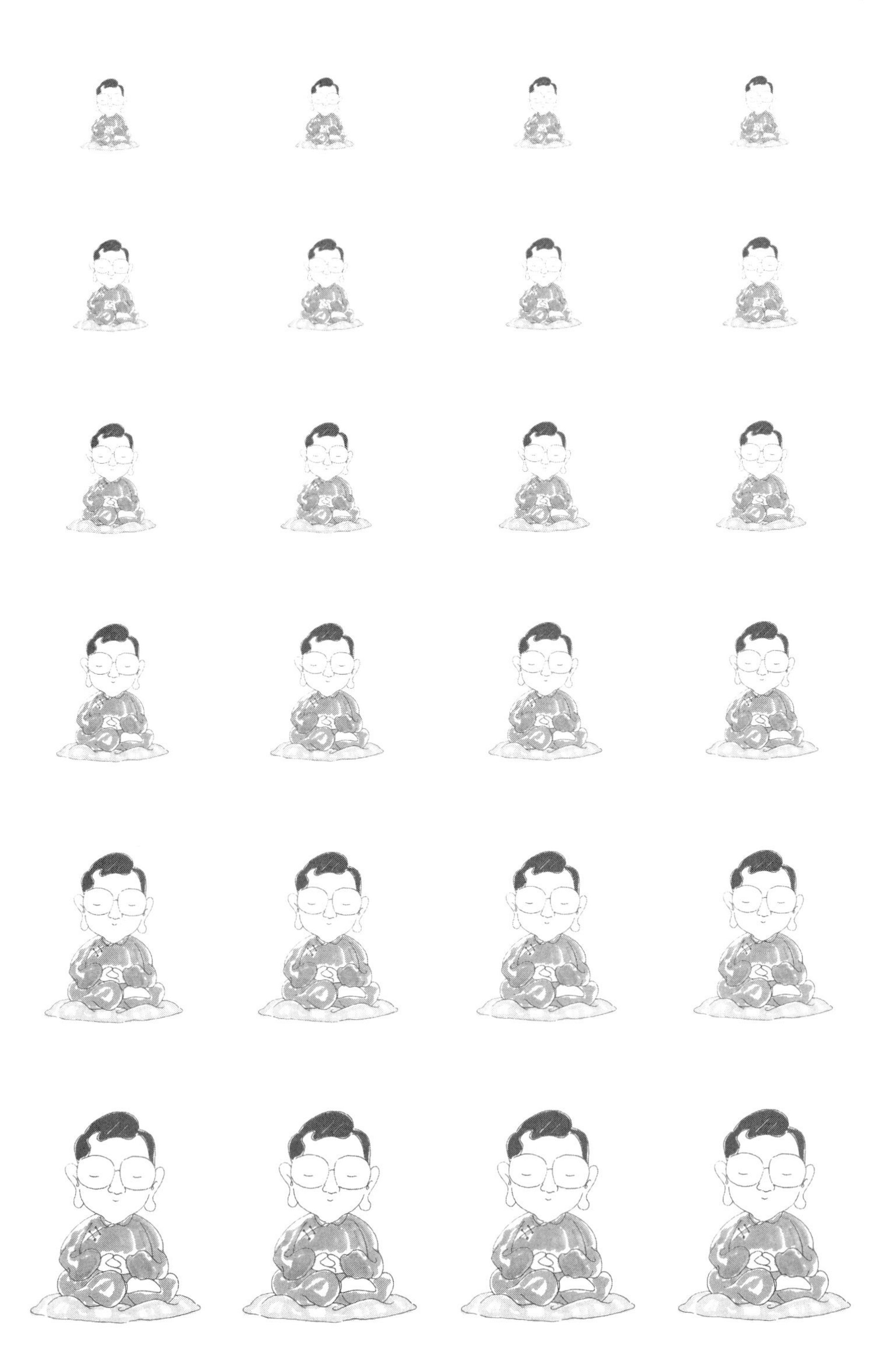

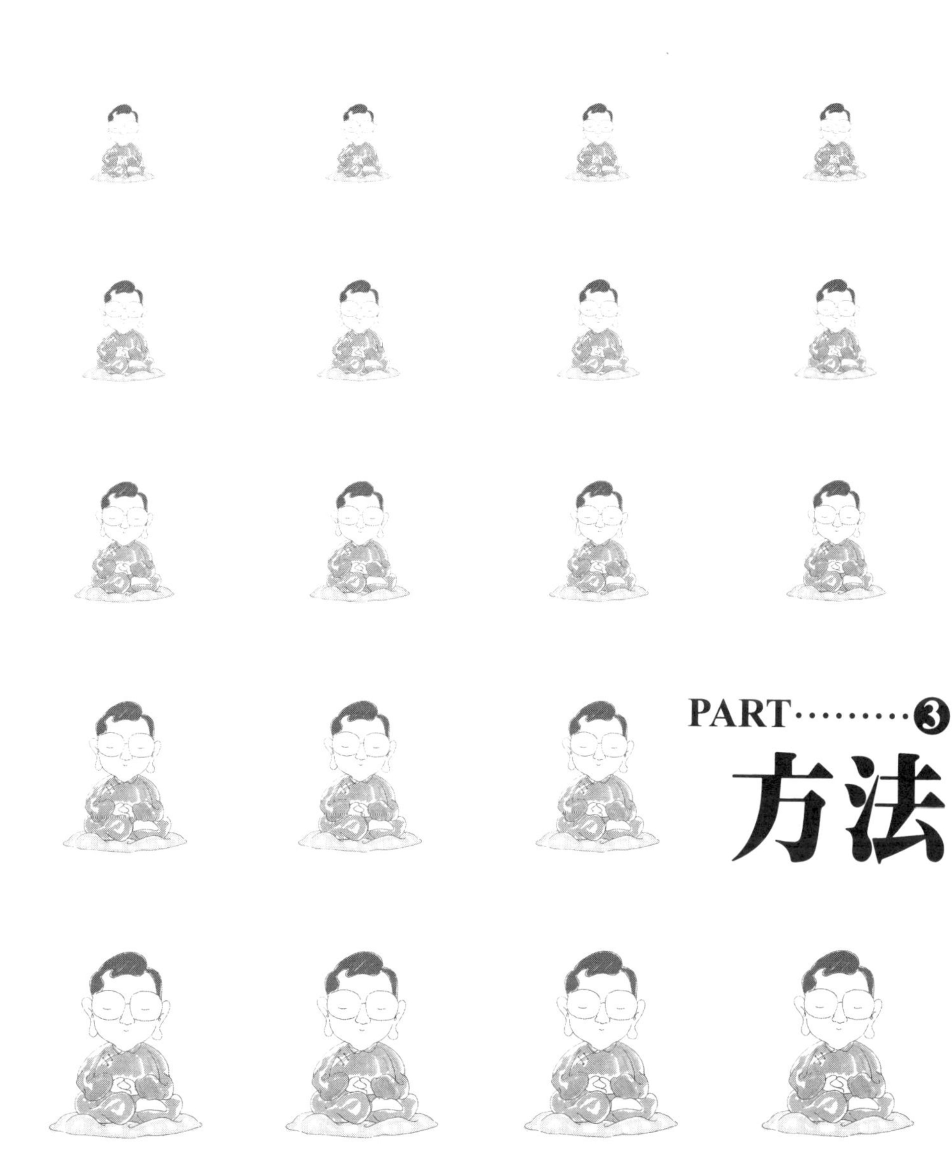

PART……… ❸

方法

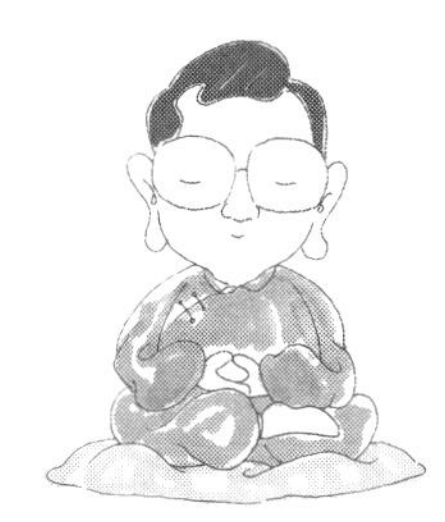
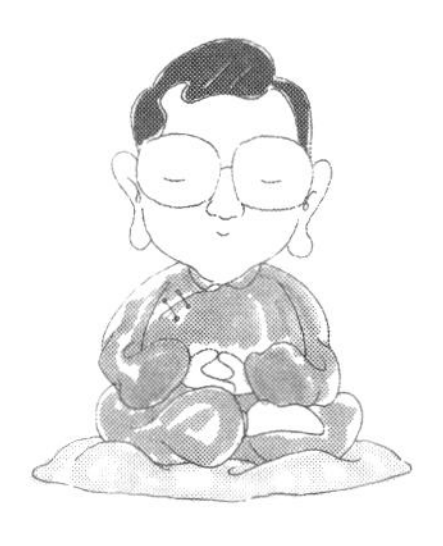
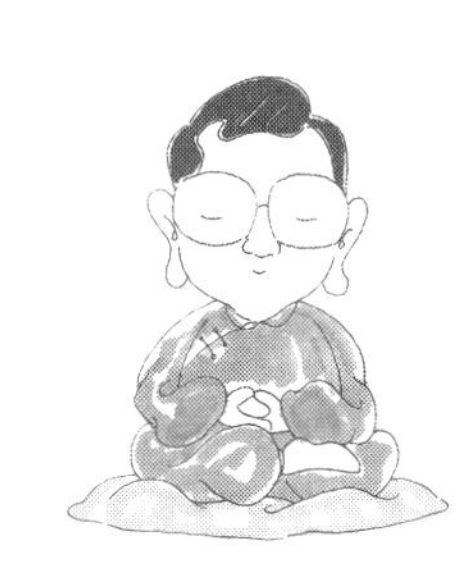
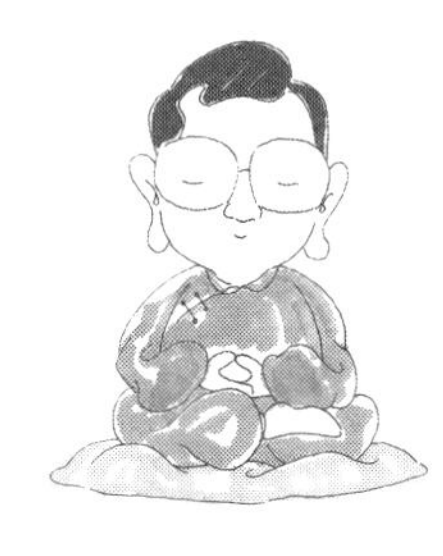

妙定功的方法

基本上的妙定功的姿勢，都是以讓身體的骨骼、肌肉回復到正確位置的主要目的，所以每個動作都是以圓滿佛身為標的，而發展出來的基本動作。

又因為一般人的身體常不自覺地碎動，所以如果要讓身體保持不動的時候，往往會使全身變得緊張而僵硬，因此身上的氣脈反而都阻塞不通。

所以，妙定功的練習，能讓身體隨時隨地都保持連成一氣，而且在練習過程中，我們會逐漸明白什麼是身體上「斷」和「連」的差別，然後確實到達全身連在一起的境界。

妙定功十式，攘括了身體各個部位的練習，幾乎人體全身姿勢中的調整，都在這十種基本動作中。

妙定功分為十式，它們分別是：大圓滿（起式）、平展式、扶日式、龍定式、迴轉式、跨足式、力士式、獨立式、千輻式、大吉祥式（收式）。

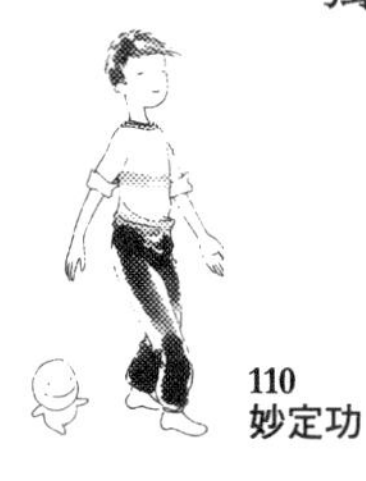

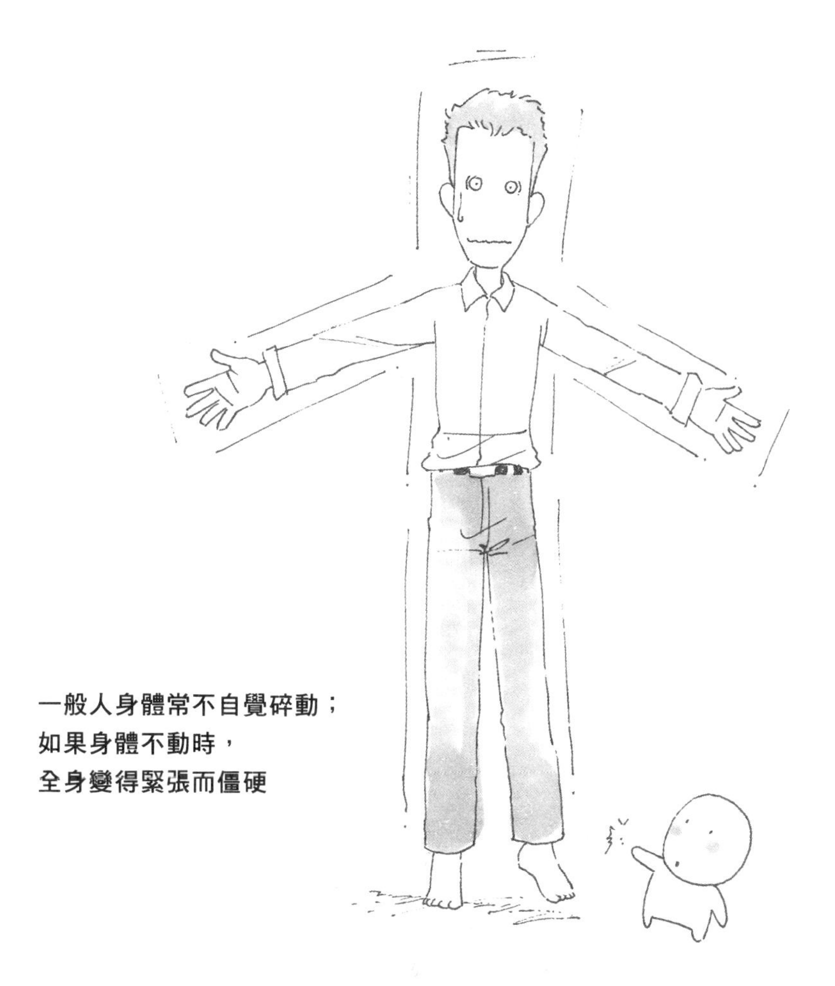

一般人身體常不自覺碎動；
如果身體不動時，
全身變得緊張而僵硬

因此，練習時我們可以選擇自己喜歡的式子來練習，或是整套功法練習。

練習前，一定要先將身線調整好，再開始功法的練習，身線身形調整得愈好，練習功法的效果愈佳。除此之外，放鬆更是一個重要的口訣，掌握了這些要點之後，我們開始練習妙定十式。

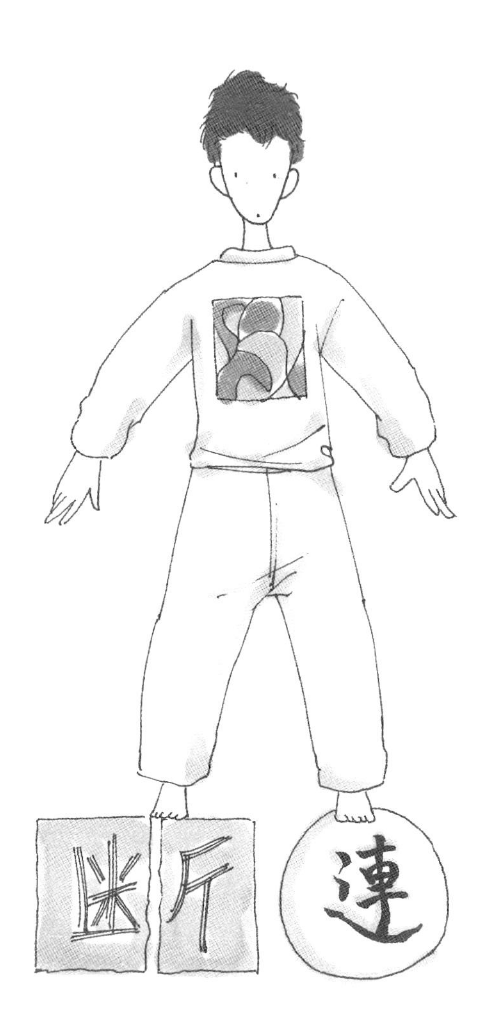

在練習妙定功的過程中，逐漸
明白身體上「斷」和「連」的差別

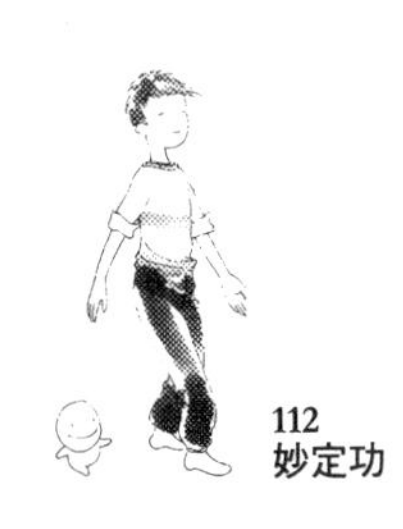

2 起式：大圓滿式

【訣要】 法爾自然體　法爾自然式
最勝妙定式　根本式
通身放下　一切大圓滿
法爾如實　具力大作用
不動即動　徧身通法界
最勝妙定　法界身金剛
心、氣、脈、身、境圓滿
通身明點自具足
法爾圓明具力大威勢
一定法界現成金剛界

從最自然寂靜現空的身體
現起最自然的大圓滿身相姿式
這是最殊勝的妙定身式
這是一切健康吉祥的根本身式
全體通身放下　這是一切現成的大圓滿
這是究竟如實的境界
具足了廣大的力量與作用
在這當下　身相的不動　即具備了一切的動能
全體遍身通達所有的法界宇宙
是最殊勝的妙定
圓滿成就了法界身的金剛
從心、氣、脈、身到外境　全部圓滿
法爾自然圓明　具足了大威力與大威勢
在這一定式之中
所有的宇宙法界　也現前成就為金剛界

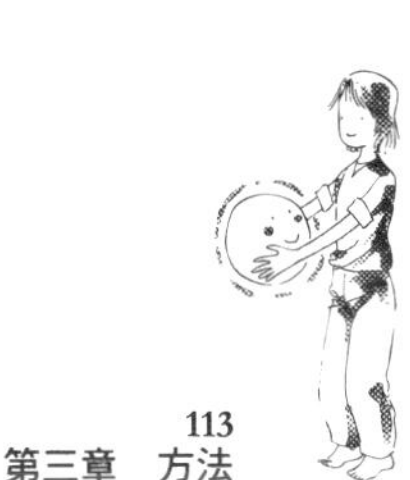

大圓滿式是妙定功中的基本式，也是圓滿身相的基本姿勢，所有的動作都建立在這個基礎上。

當我們調整完身線之後，進入大圓滿式，此時身體姿勢安置在正確的位置。所以，大圓滿式相應在我們的身心上，會產生強大的作用，而身體也會有氣機飽足的現象，如：手指頭、腳趾頭的指端會呈現飽滿的現象，四肢感覺很溫暖，頭部會有清涼感，身體的氣體感覺非常通暢舒服。

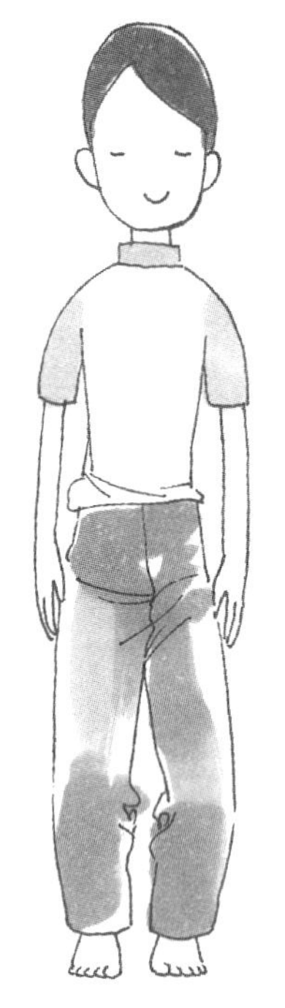

大圓滿式

如果我們練習到達上述的現象時，我們的身體將會得到完全的休息，甚至會有入定的現象產生，整個身心精力充沛，有蓄勢待發之勢。

・大圓滿式的練習

我們保持調整身線後的身形，開始練習大圓滿式。

我們雙手放鬆下垂，手心朝內，雙腳與肩同寬，膝蓋微曲。

注意身體正面的主要三線（中

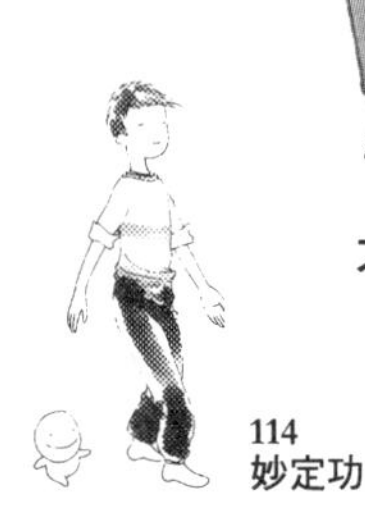

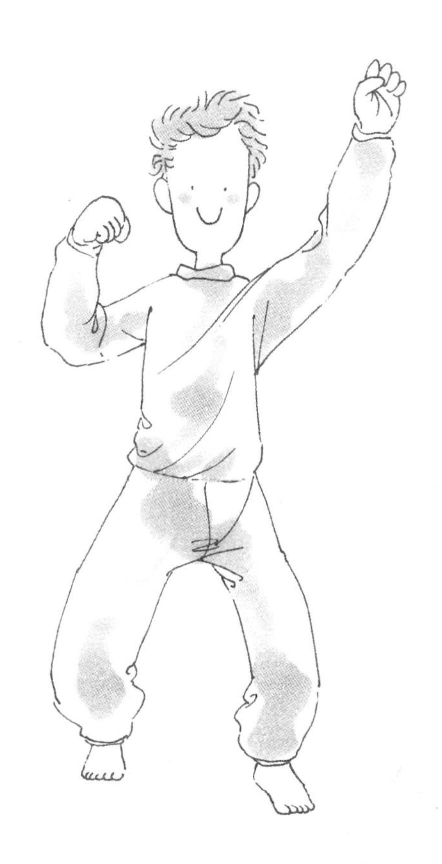

練習大圓滿式讓我們四肢溫暖飽滿，身心

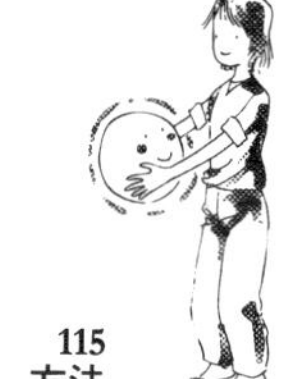

線、二胸線，胸線是指由雙乳拉至腳中趾的線。胸線是指由雙乳拉至腳中趾的二線）要拉出。

・練習全身的放鬆、放下

然後我們開始練習全身骨骼、內臟的放鬆放下，其步驟順序大概是由下而上，再由上而下的放鬆練習。

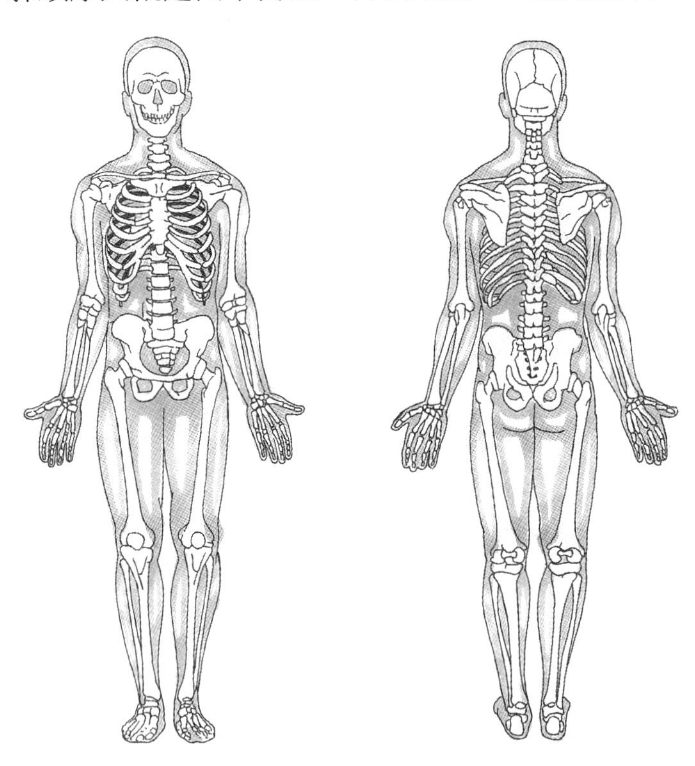

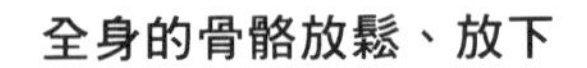
全身的骨骼放鬆、放下

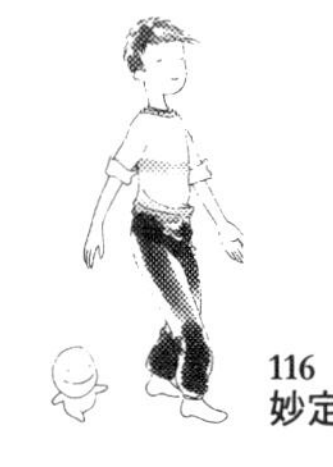

1 放鬆全身的骨頭

十隻腳趾頭、腳掌、腳踝骨、脛骨、膝蓋、大腿骨放鬆放下。

胯骨放鬆放下，尾閭骨、脊椎骨由下而上一節一節放鬆放下。

十個指頭、手掌、兩手臂放鬆放下。

肩膀放鬆放下。

頸椎由下而上一節一節放鬆放下。

頭骨全部放鬆放下。

我們全身骨頭，再由上往下放鬆放下：

頭骨放鬆放下，頸骨由上而下一節一節放鬆放下。

肩膀、兩手手臂、手掌、十指骨頭放鬆放下。

胸骨、肋骨、肩胛骨放鬆放下。

脊椎骨由上而下一節一節放鬆放下。

胯骨、大腿骨、膝蓋、脛骨、腳踝骨、腳掌、十指放鬆放下。

2 全身臟腑器官的放鬆放下

生殖器官、泌尿器官、大腸、小腸、胃放鬆放下。

腎臟放鬆放下。

脾臟、肝臟、肺臟、胰臟、膽、心臟放鬆放下。

喉嚨、口腔、鼻腔、耳朵、眼睛放鬆放下。

腦髓放鬆放下。

全身臟腑器官再由上往下，放鬆放下。

腦髓放鬆放下。

眼睛、耳朵、鼻腔、口腔放鬆放下。

喉嚨放鬆放下。

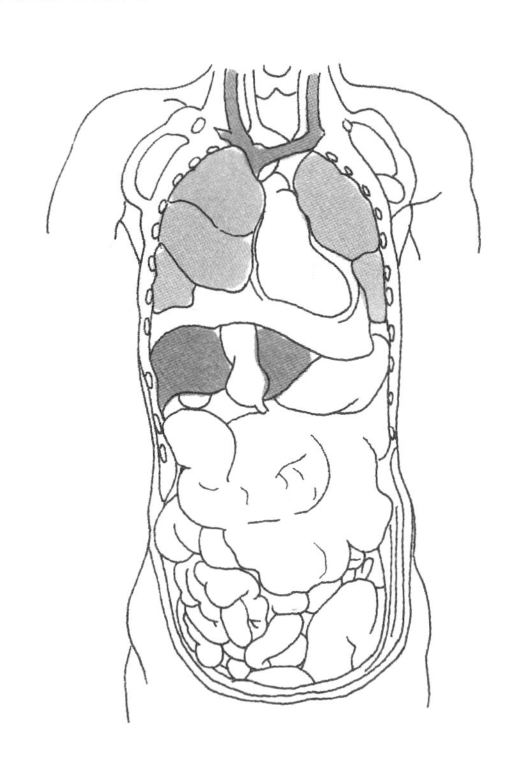

全身的臟腑器官放鬆、放下

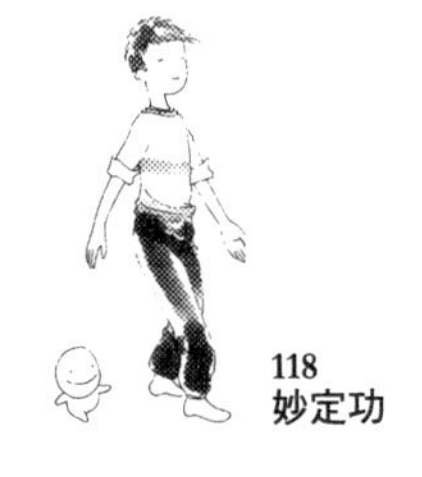

心臟、肺臟、肝臟、膽、脾臟放鬆放下。

胃、大腸、小腸、腎臟放鬆放下

泌尿器官、生殖器官放鬆下。

如果單式練習，則繼續練習數呼吸的方法，結束練習時則進入吉祥式（收式）。

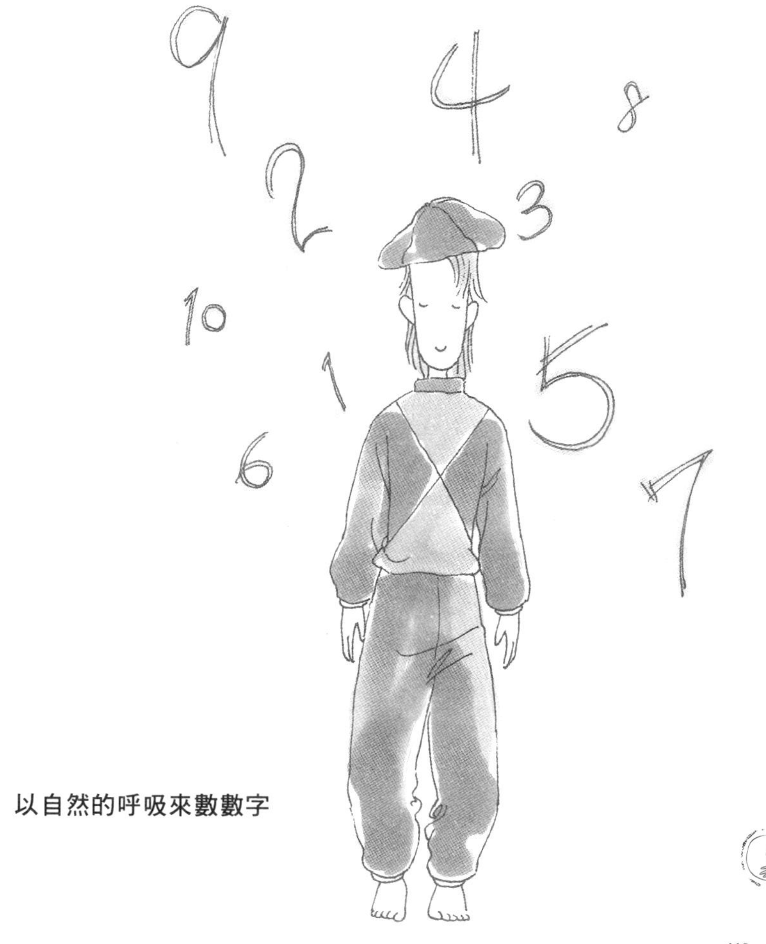

以自然的呼吸來數數字

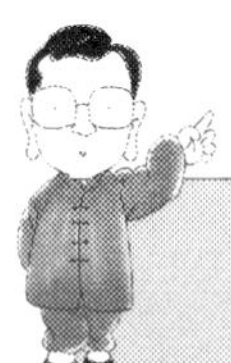

數呼吸的方法

我們自然的呼吸，以一個呼氣、一個吸氣數一個數字。鼻中每呼出氣，數一個數字，從1、2、3、4、5、6、7、8、一直數到10，然後再從1開始數，如此循序不間斷。

要訣

・站立時可以靠著虛空之牆而站（虛空之牆是想像在虛空中有一面牆，而我們背部正倚靠著這面虛空的牆而站立）。

・手線調整得越好，練習效果越佳。

・正面、背面、側面的身線皆要拉出。

・感覺身體與天地連成一線。

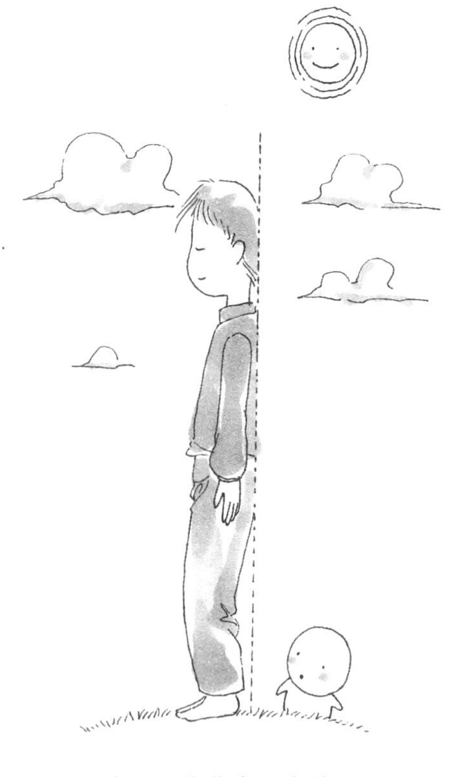

想像我們倚靠著虛空之牆

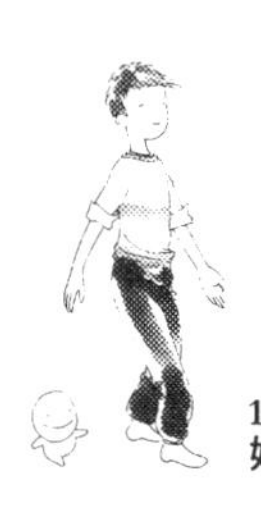

注意事項

・膝蓋要保持微曲。

・頭正、收下巴，兩頷放下、放鬆、大椎骨的三角位置要放鬆、放下。

練習的檢測

・氣是否到達了指尖？指尖是否感覺熱熱脹脹的？是否感覺氣有下沉的現象？腳底是否發熱？

・皮膚是否變得更為光澤？

・氣血是否更加順暢？

・身體是否感覺更加輕鬆？

・頭腦的壓力是否減輕？感覺更加清明？

・呼吸是否變得更微細？更深？更長？

3 第二式：平展式

【訣要】全體鬆放下　鵬飛展明空
身如十字杵　相會自然通
迴轉氣中如　大道身中開
佛身平滿相　密意在此中

全體放鬆放下
就如同大鵬飛舞
展開了光明與空性不二的境界
全身宛如十字金剛杵一般
自然站立
手臂與身軀十字交叉
放鬆地相會
身上所有的氣脈自然暢通了
氣息自然迴轉在身中調和一如
無上的大道也在身中開展而出
自然成就佛身氣足平滿的相好
最深刻的密意境界
就在此當中

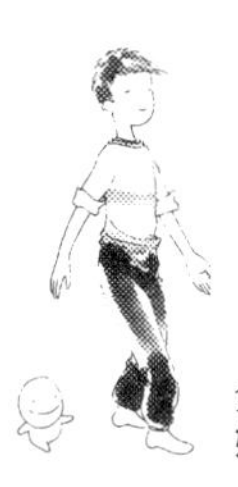

練習平展式，能將身體的大十字線調整至正確的位置，身體的大十字線是指手線與中線，手線是指手臂中央至中指的線，將手線串連起來，能將左、右兩邊的氣脈相通接連，使全身的氣脈更為通暢，特別能夠強化免疫系統。

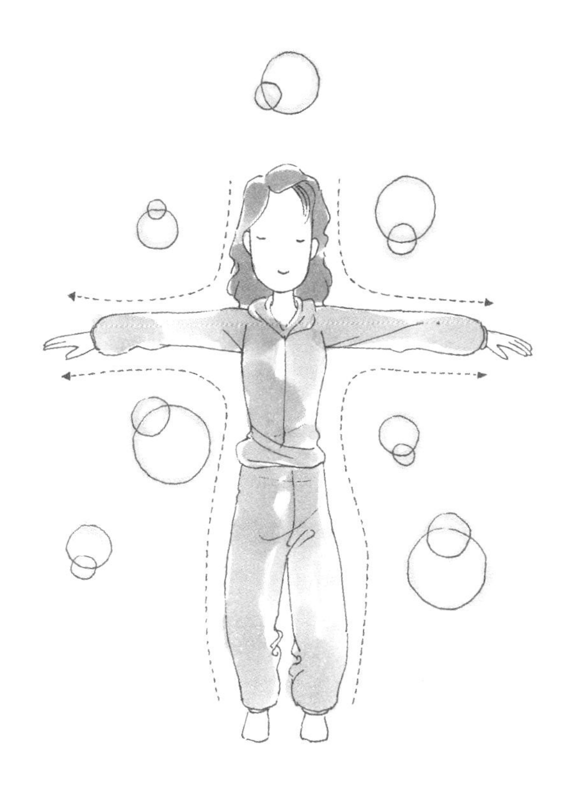

練習平展式可以連接身體左右氣脈

平展式的練習

1. 保持大圓滿式全身放鬆的身形。（圖1）

2. 展開雙臂，感覺手臂似從水中浮起，平舉到至與肩同高。（圖2）

3. 保持此姿勢，注意調整出的十字線（中線與手線垂直）。（圖3）

開始全身放鬆放下的練習，如果單式練習，接著練習數呼吸的方

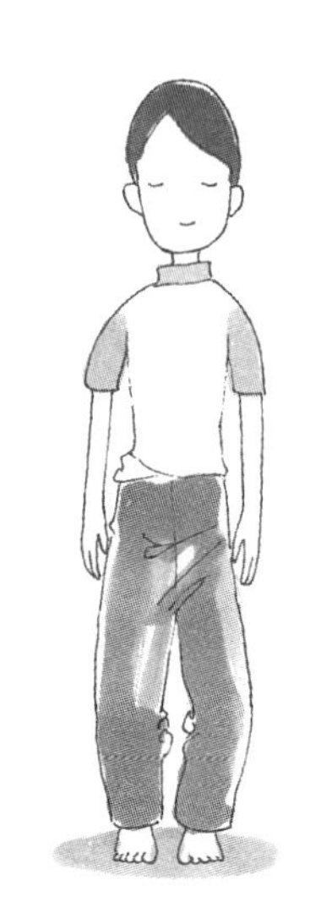

1

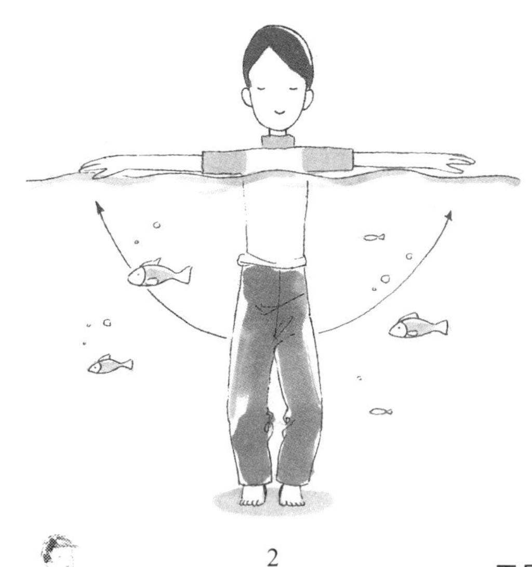

2

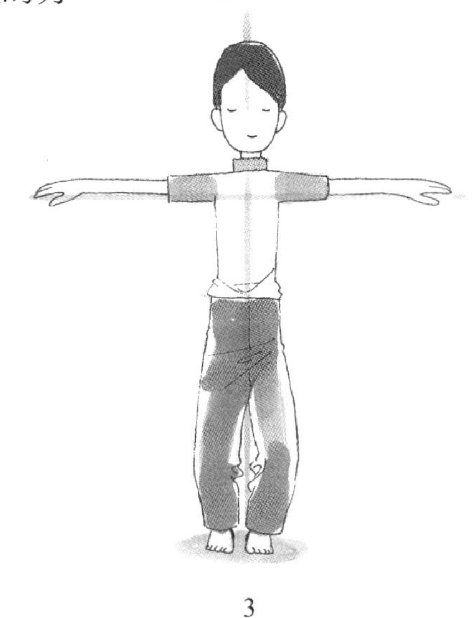

3

平展式

法，單式練習完畢，進入大吉祥，否則繼續下一式的練習。

要訣

・手要如在水中浮起的感覺。

・身線一定要拉出，特別是拉出手線，感覺二中指好像有一條無形的線串連。

注意事項

・肩膀勿習慣性抬起、高聳。

・肩胛骨要放鬆放下。

・頭部保持頭正、平平內收的姿勢。

練習的檢測

・雙手手指是否有熱氣、脹、麻、流汗？

・左、右手中指的氣是否有串連在一起，感覺連成一線？動動左手中指，右手中指是否有感覺？

・以右拳放鬆左手掌，感覺手的力氣是否增大？

・指關節是否變得更為柔軟有彈性？

・以手指頭敲敲看，是否手指的力量更為強勁？

4 第三式：扶日式

【訣要】朝陽心中起　雙手隨日昇

光明手中圓　氣密會相通

具力通身脈　五氣還圓滿

心氣脈明點　身圓現佛身

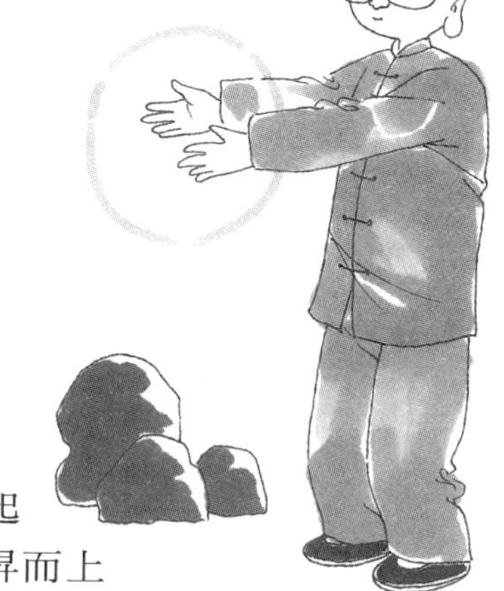

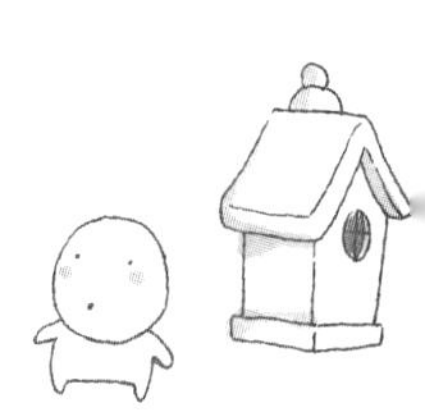

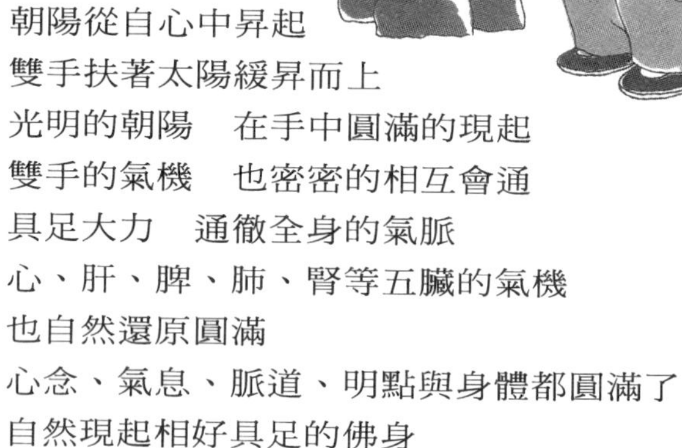

朝陽從自心中昇起
雙手扶著太陽緩昇而上
光明的朝陽　在手中圓滿的現起
雙手的氣機　也密密的相互會通
具足大力　通徹全身的氣脈
心、肝、脾、肺、腎等五臟的氣機
也自然還原圓滿
心念、氣息、脈道、明點與身體都圓滿了
自然現起相好具足的佛身

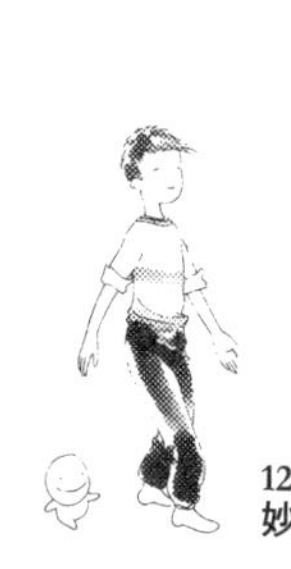

扶日式顧名思義，雙手好似扶著太陽一般，由於我們雙手扶著太陽，所以練習此式能增加和暖感，如五臟六腑會感覺很溫暖、舒服，好像全身的五臟六腑全部被按摩過一般。

此外，雙手相向扶著太陽，兩手的氣會互相貫流，雙手之間似乎有相互感通的效果。扶日式的練習，特別可以減除肩膀的痠痛，讓肩、頸部位的骨頭得到最好的調節。

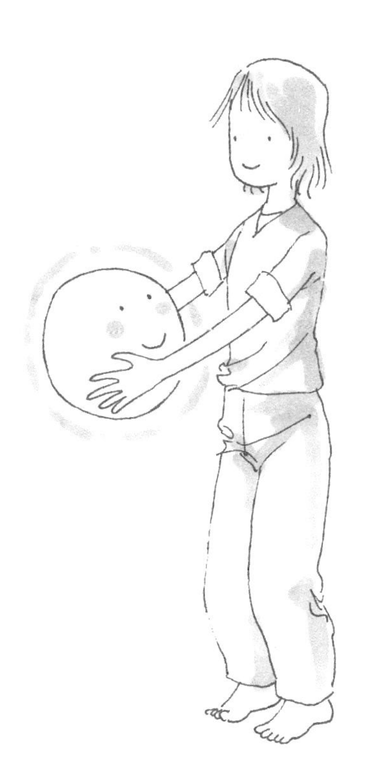

練習扶日式讓五臟六腑感覺很溫暖，可以讓肩、頸得到最好的調整

・扶日式的練習

1. 保持大圓滿式全身放鬆的身形。（圖1）

2. 兩手臂往前，像是在水中扶著從海平面初昇溫暖的太陽，緩緩的昇到與肩同高。（圖2）

3. 保持此姿勢，做全身骨骼、五臟六腑放鬆放下。

4.然後，手慢慢的放下，回復大圓滿式。（圖3）

繼續練習第四式龍定式。單式練習則接續數呼吸的方法。

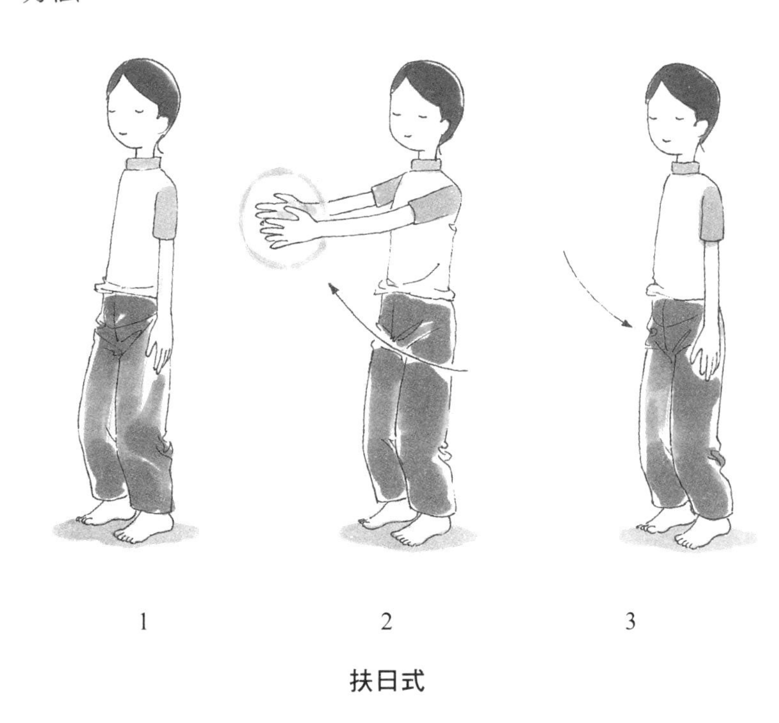

1　　2　　3

扶日式

要訣

・拉出身線：正面三條線與背後九條線全部拉出，尤其手線要特別調順。

・手臂浮起至與肩同高時，肩膀不要緊張高聳。

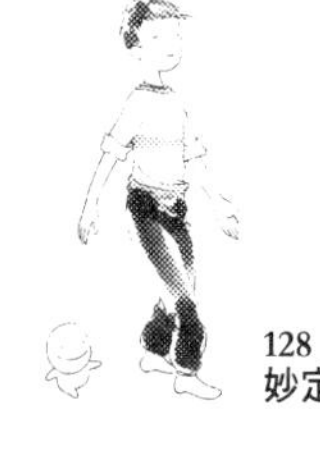

·肘關節勿打直，自然放鬆，讓手肘的力量自然落下，好像有人托捧著。

注意事項

·肩膀勿習慣性抬起，要放鬆、放下。

練習的檢測

·五臟六腑是否有和暖的感覺？

·唾液是否增加？

·練習時是否有哈欠、流淚的現象？（表示積留於體內的濁氣、毒素排除的現象）

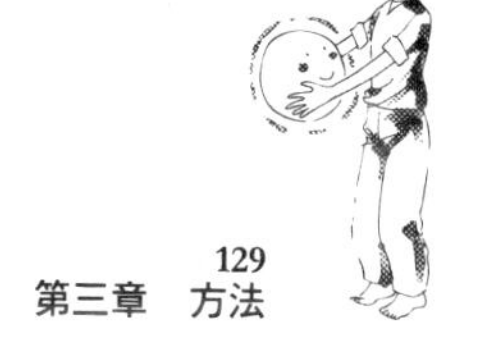

5 第四式：龍定式

【訣要】放鬆放下空　無生會明空
龍一切時定　空樂妙其中
自在通四方　五臟自豐足
身心全通流　圓滿佛身同

全體放鬆、放下、放空
在完全沒有執著的無生境界裏
與光明空性不二的境界相會
如同大龍一般
在一切時間中都自然安定
沒有執著障礙的空寂喜樂
微妙的在其中生長
身體完全自在安適的通達於四方世界
五臟六腑也氣機充滿的自然豐足
身、心、氣脈全部能宛轉通流無礙
這樣的身體
必能成就等同於圓滿的佛身

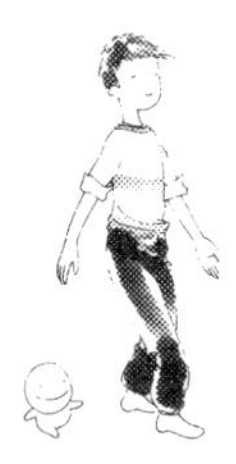

練習龍定式，特別能幫助腰部氣脈的打通，強化腰部，而且讓脊椎的骨骼產生很好的連線，讓脊椎在放鬆、放下的條件之下，更能保持正直，而能量充滿；能夠調整背部，並且保健肝臟、脾臟、腎臟。

龍定式的練習

1. 保持大圓滿式全身放鬆的身形。（圖1）

2. 以胯骨為轉軸，上半身向前傾斜15度或30度，脊椎保持正直而放鬆，雙手自然垂下。（圖2）

3. 保持此姿勢，做全身骨骼、肌肉、五臟六腑放鬆放下。

4. 然後，上半身慢慢回復大圓滿式的

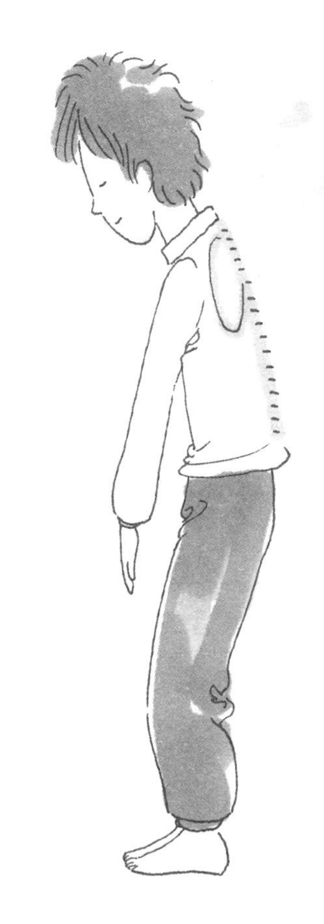

練習龍定式能幫助腰部氣脈打通，脊椎的骨骼產生最好的連線

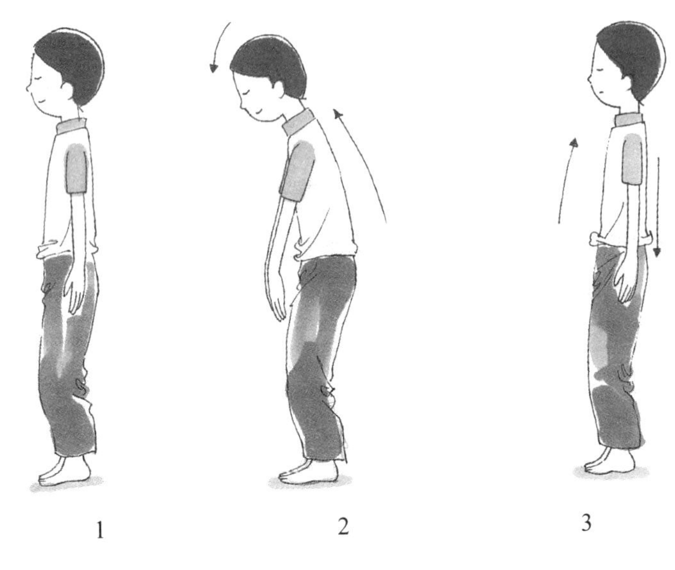

龍定式

姿勢。（圖3）

繼續練習第五式迴轉式；單式練習則接續數呼吸的方法。單式練習結束時，進入收式。

要訣

・調脊椎的線，脊椎保持放鬆自然直豎。

・下巴記得往內縮，頸椎、背脊的線要拉好，不要失去身線。

・胯骨保持是平正的。

練習的檢測

・手的力氣是否增強？手指頭的氣是否充足？是否

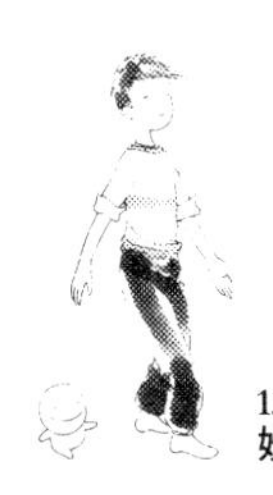

有流汗的現象？

- 腰部是否放鬆？
- 臀部的肌肉是否更加柔軟？
- 全身的肌肉是否更加放鬆？
- 氣是否進臟腑？五臟六腑是否感覺很舒服？
- 腳掌是否有流汗？體內的不良物質毒素是否排出？
- 是否有排氣的現象產生？

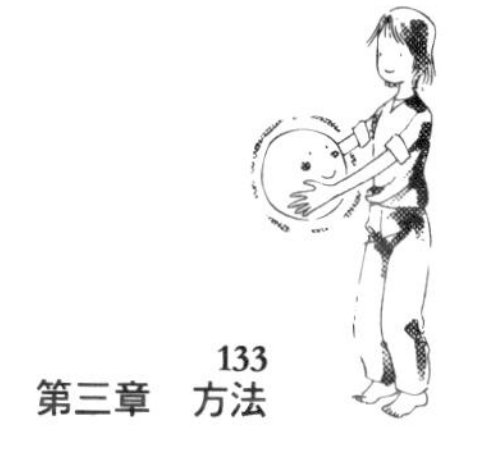

6 第五式：迴轉式

【訣要】 具力至柔迴身功　象王迴身落花紅
心氣明點恒充實　脈柔身空喜如意
自在揉脊金剛鍊　至勝成圓妙氣身
能通法界最有力　轉身自在佛勝身

具足力量能夠自在迴轉的
至柔迴身功法
就如同象王有力的迴身
而大地繽紛成了整片落花紅
心、氣與明點都長恒的充實有力
而氣脈柔軟、全身空明
真實歡喜這如意的境界
自在地輕揉脊柱
成為宛如金剛鍊般的光明不壞
至勝的境界
也成就了圓滿具足妙氣的身
這是能通達法界最有分的身相
在轉身自在中
成就如同佛陀的殊勝之身

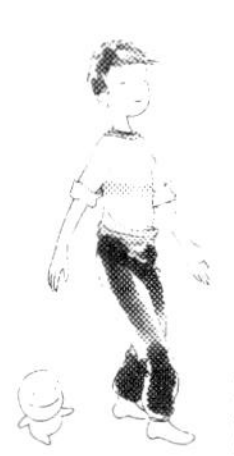

練習迴轉式能夠增強脊椎的力量，特別是練習之後，腰、背會感覺到更為放鬆而有力。

迴轉式的練習

1. 保持大圓滿式全身放鬆的身形。（圖 1）

2. 以胯骨為支點，脊椎為中心，上半身宛如轉盤一般，身體放鬆地向右旋轉 45 度。（圖 2）

3. 練習全身骨骼、內臟放鬆放下。（圖 3）

4. 身體慢慢的回正。（圖 3）

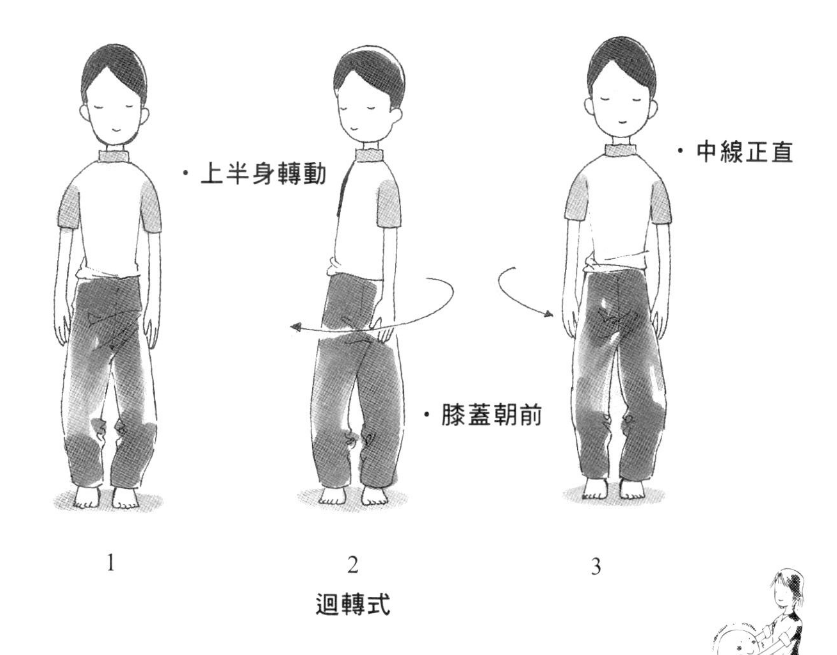

迴轉式

然後身體再放鬆地向左旋轉 45 度，練習全身的放鬆放下，再回復到大圓式的姿勢。繼續下一式的練習；或接續數息法，結束時進入收式。

要訣

・下半身不動，只有上半身迴轉。

・上半身還是保持中線正直沒有歪斜。

注意事項

・頭與上半身保持正直。

・全身放鬆的練習，儘可能不要勉強旋轉到極致，免得有抽筋的現象產生，動作以自然放鬆練習為主。

練習的檢測

・肩胛骨是否有鬆開的感覺？

・肩膀、背部、腰部，是否感覺更為放鬆？

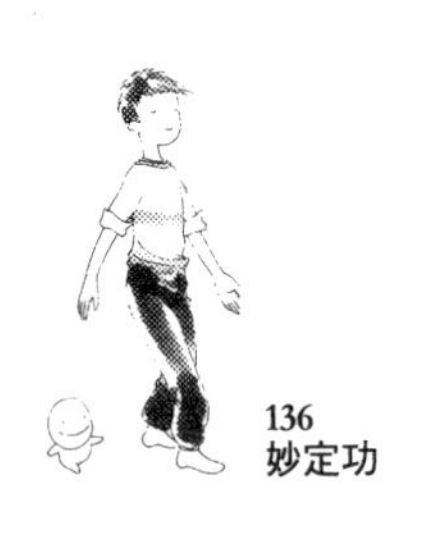

7 第六式：跨足式

【訣要】 橫跨法界　力充陰陽
氣順如意　脈通圓滿
全體放下　貫串法界
金剛身具　相好圓密

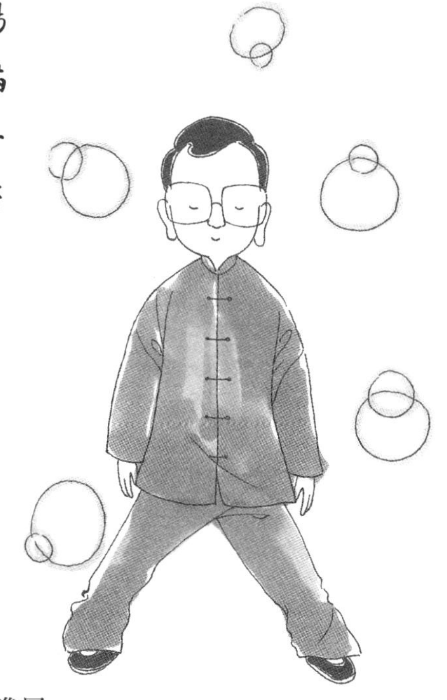

雙腳橫跨法界宇宙
力量充滿了分為陰陽的雙足
氣息順暢如意
脈絡通達圓滿
全體全身放下
貫串了整個法界宇宙
具足了金剛之身
一切相好也在密境中圓滿

練習跨足式能夠增強腰部、胯骨、會陰、兩足等部位，尤其能增強生殖系統、排泄系統的功能。

這是一個非常簡單的動作，卻能帶來很大的功效，尤其對於很少有機會走路的現代人而言，練習此式可讓我們無力的雙腳變得更為強健有力，而且促進全身氣血的通暢。

若會陰有跳動或是呼吸現象的產生，請不要訝異，都是練習此式可能產生的現象，若無此現象也沒有關係。

另外，此式有助於三陰交部位的氣血通暢，因此對於排泄功能、婦女病等都能有所改善。

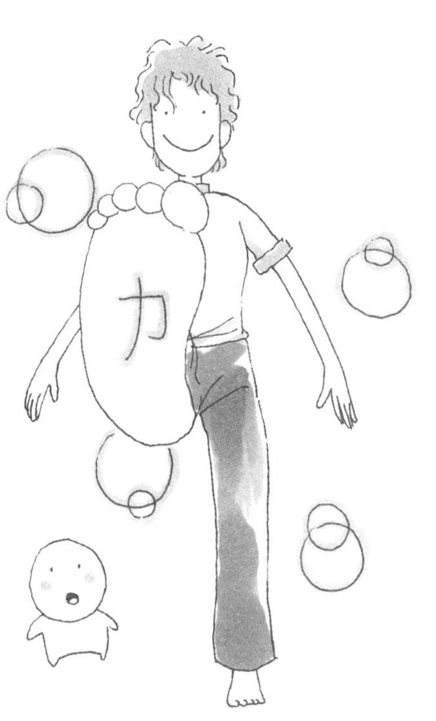

練習跨足式可以讓無力的雙腳變得強而有力

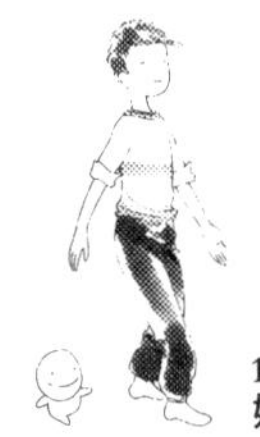

・跨足式的練習

1.保持大圓滿式全身放鬆的身形。（圖1）

2.雙腿自然張開站立，身體坐在腿上，膝蓋保持微彎，兩手自然垂下，身體中線拉出。（圖2）

3.保持此姿勢，練習全身骨骼、五臟六腑放鬆放下。

4.回復到大圓滿式的姿勢。（圖3）

繼續練習第七式力士式。單式練習時，則接續數呼吸的方法，結束時進入收式。

・大腿內側
與恥骨接觸位置稍微內縮
・上半身坐在腿上
・膝蓋微彎

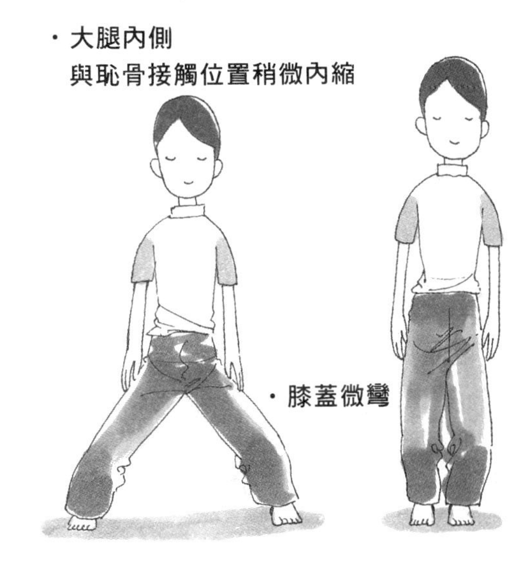

1　　2　　3

跨足式

要訣

- 大腿內側與恥骨接觸的位置稍微放鬆內縮。

注意事項

- 頭部、身體的中軸線不要跑掉了。
- 身體要坐在雙腿上。

練習的檢測

- 足掌是否有流汗、發熱、發麻的現象產生？
- 腿部是否更為有力氣？
- 會陰是否有跳動、呼吸的現象？

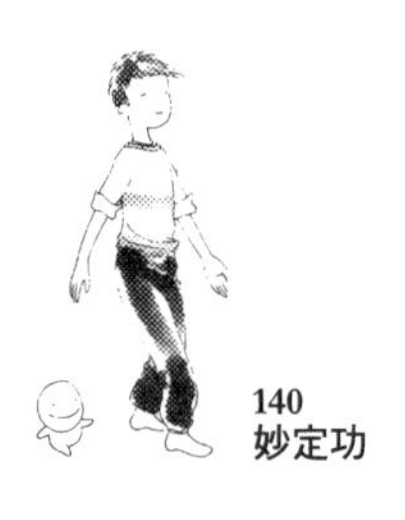

8 第七式：力士式

【訣要】力士金剛王　具力不用力
自然氣充足　妙身指俱伸
手足指金剛　外柔內威德
心氣脈圓滿　現成佛妙身

如同力士金剛王一般
具足了大力卻完全不必用力
在最自然的狀態中
氣力就充足了
在微妙的身軀中
手指與足指完全的伸展
手指與足指正如同金剛杵一般氣充有力
卻足外相柔和　而內具威德
心、氣、脈都因此圓滿了
現前成就了佛的妙身

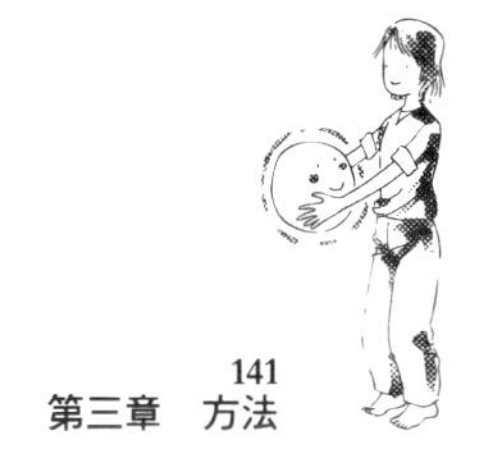

練習力士式，有助益於上行氣息的打通，氣會竄流到四肢末稍，而且能夠穿透全身氣脈的深層處；不僅如此，還可使我們的腦細胞得到充份的滋養，讓頭部更為放鬆，是一種讓氣延伸極致的好方法。

・力士式的練習

1. 保持大圓滿式全身放鬆的身形。（圖1）

2. 兩手臂像在水中，由兩側慢慢浮起，平舉與肩同高。（圖2）

3. 下手臂自然翻轉向上，與上手臂約成90度直角，手心朝內，同時腳趾頭往上提。（圖3）

4. 保持此姿勢，練習全身骨骼、五臟六腑放鬆放下。

5. 結束練習時，下手臂攤平，同時腳趾頭放下，然後兩手慢慢的放下（圖4）。回復大圓滿式的姿勢，繼續練習下一式。單式練習時接續練習數呼吸的方法，結束時進入收式。

要訣

- 站立時靠著虛空之牆而站。
- 下手臂向上曲，記得不要失去手線。
- 手指與腳趾保持放鬆。

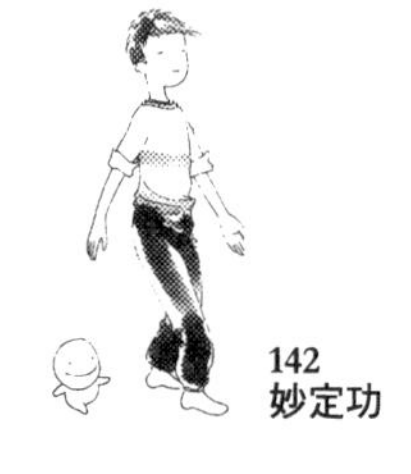

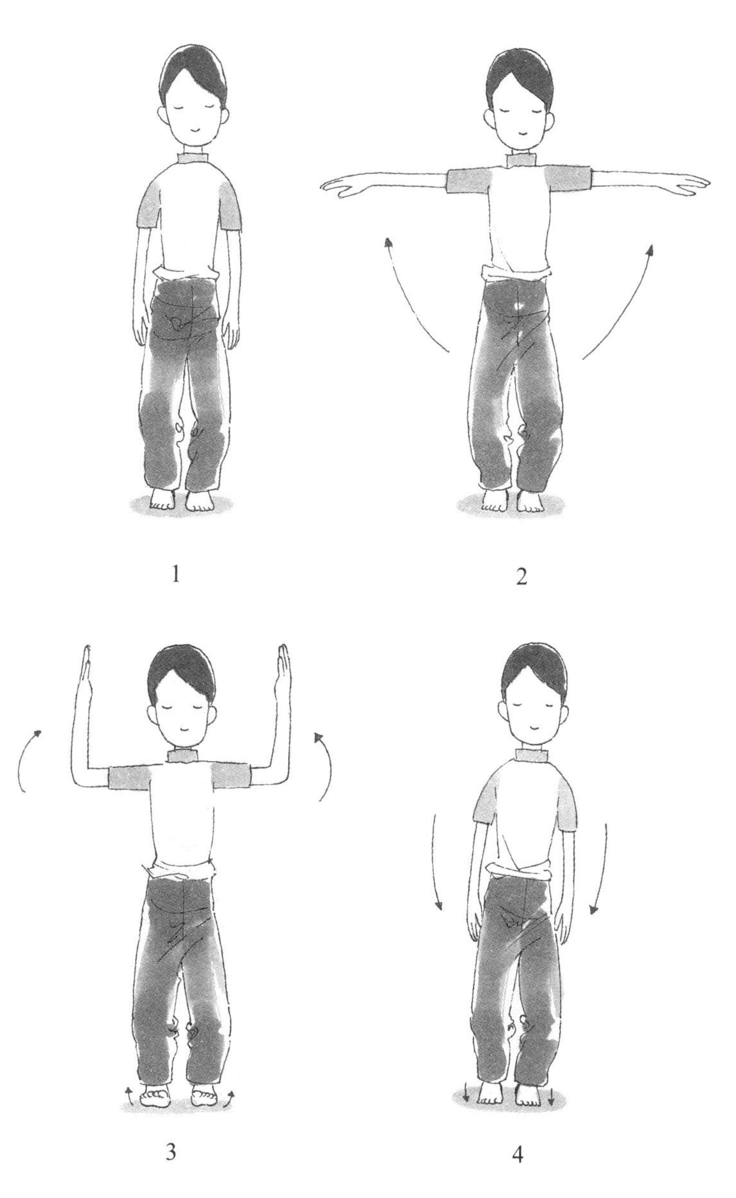

力士式

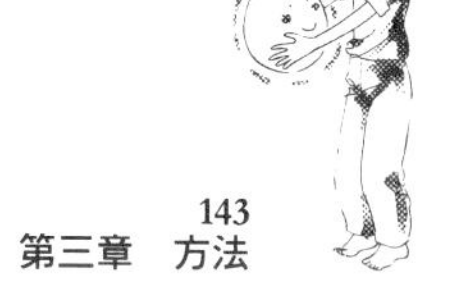

練習的檢測

- 頭腦是否變得更為清明？
- 手指、足趾是否有脹、麻、熱現象？
- 全身是否更為有力，如同力士一般？

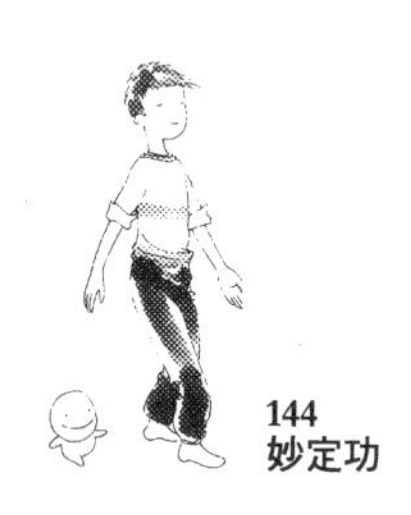

9 第八式：獨立式

【訣要】 全體齊放下　獨立安一足
身似楊柳柔　胯如蓮花開
水中一足浮　至鬆不用力
身肢眾脈開　相好自然來

全體全身一齊放下
獨立地安坐在一足之上
身體宛似楊柳般柔軟
而腰胯正如同蓮花般開放
讓身體自然安坐
另一足宛如浮於水中一般
完全放鬆　毫不用力地輕點著大地
身體四肢的眾脈全部打開了
佛陀的相好
也自然成就

練習獨立式，能夠促進腿部的氣脈通達；甚至全身氣脈都會更為通暢，並且加強身體左右兩邊的平衡感。

・獨立式的練習

1. 保持大圓滿式全身放鬆的身形。（圖 1）

2. 全身的重量放在左腳，身體的為重心保持在中線，將整個右腳朝前，抬起 15 度，腳尖輕輕點在地，完全不用力。（圖 2）

3. 保持此姿勢，練習全身的放鬆放下。

4. 然後右腳慢慢回正。（圖 3）

再將全身的重量放以右腳，重心保持在中央，將整個左腳朝前抬起 15 度，腳尖輕輕貼地上。

保持此姿勢，做全身骨骼、五臟六腑放鬆放下。

然後腳慢慢的放下，回復大圓滿式的姿勢，接著繼續練習第九式千輻式。單式練習時，接續數呼吸的方法，結束時，進入收式。

要訣

・腿抬起時，感覺有人托捧著腿、或是腿放在小板凳上，不必用力。腿是抬起卻同時是放下的感覺。

・腿抬起時不要失去腿線。

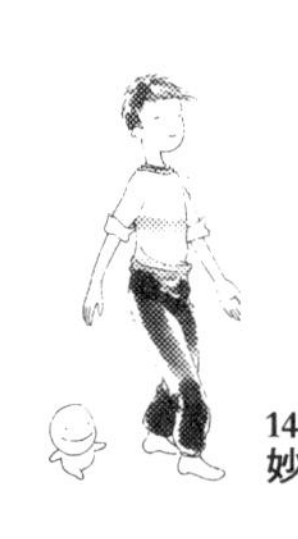

注意事項

・上半身的身線不要失去了。

・上半身要坐在腿上。

練習的檢測

・身體氣脈是否更加平衡？

・氣是否竄流至指端？有流汗、發麻、發脹的現象否？

・腿部的力氣是否更為增強？

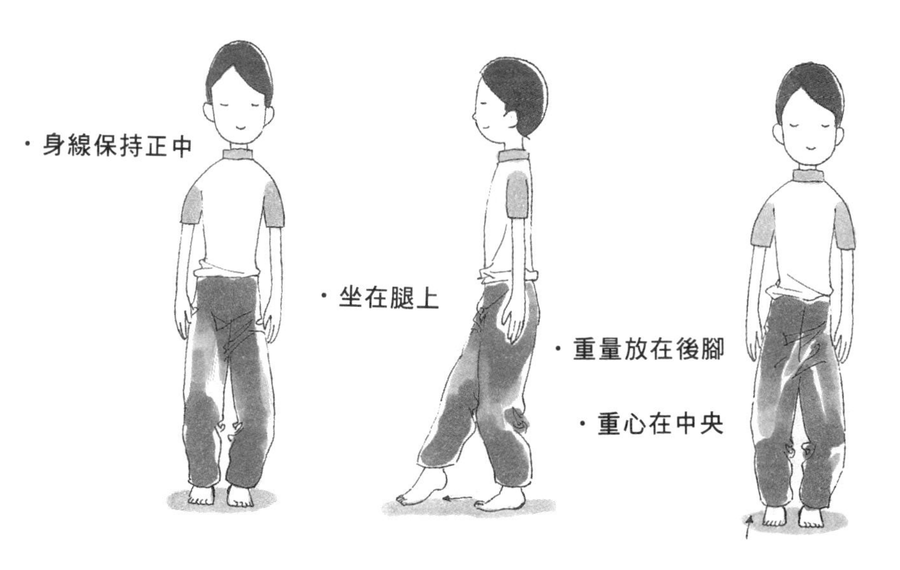

獨立式

10 第九式：千輻式

【訣要】 兩足氣會通　身心脈一同
足掌自平滿　千輻輪相中
落地能生根　具力金剛足
通達身法界　圓證佛妙身

兩足的氣機相互會通
身、心、脈都貫串一同
兩足的足掌自然的平滿
就如同成就　佛陀的千輻輪相一般
雙足落地自然生根
成為具足大力的金剛足
通達身的法界
也圓證佛陀的妙身

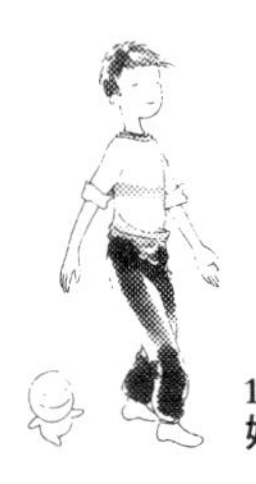

練習千輻式，可以幫助骨骼的柔軟化，進而昇華為圓滿的形式，讓全身串連在一起；如果是O型腿，腿形亦能矯正。此外，此式會讓我們的雙足更加柔軟，氣沈澱至雙足，甚至與整個大地結合在一起，進而達到與天地融合一體的境地。

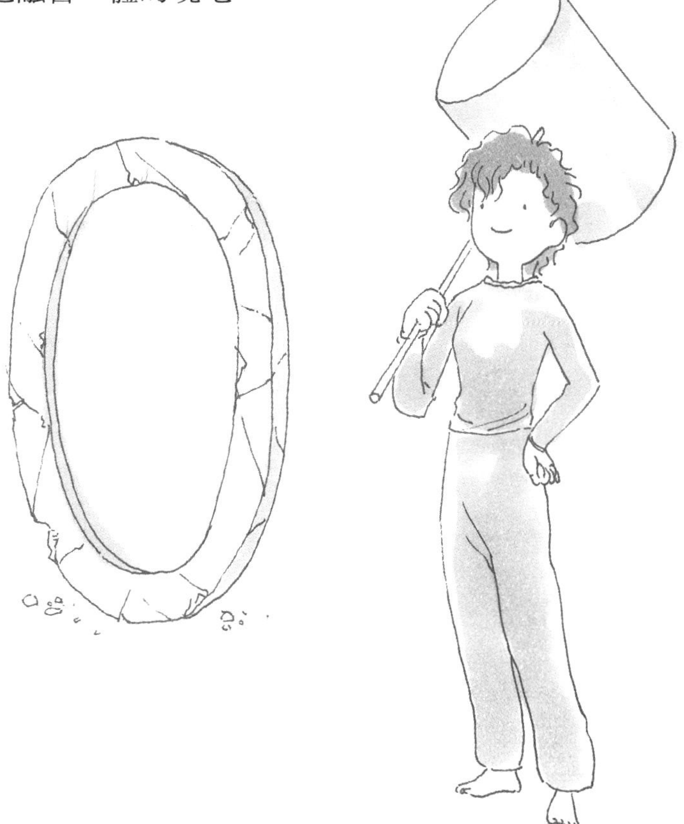

千輻式可以矯正O型腿，甚至讓我們每天與大地融合一體

・千輻式的練習

1. 保持大圓滿式全身放鬆的身形。（圖 1）

2. 然後雙腳併攏，膝蓋微彎，雙手放鬆下垂黏住身體。（圖 2）

3. 腳掌再向外展開 15 度如扇形（腳跟固定，腳尖展開 15 度）。（圖 3）

4. 保持此姿勢練習全身的放鬆、放下。

5. 回復大圓滿式的身形，進入收式；或接續數呼吸

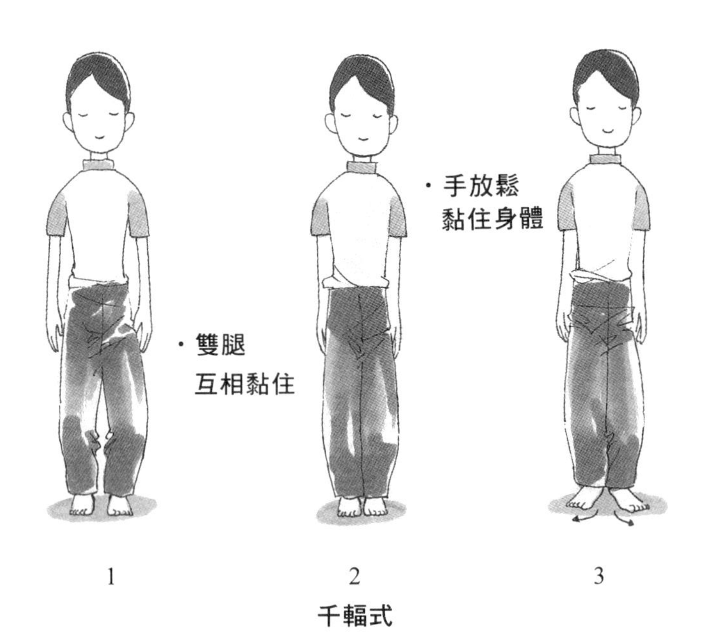

千輻式

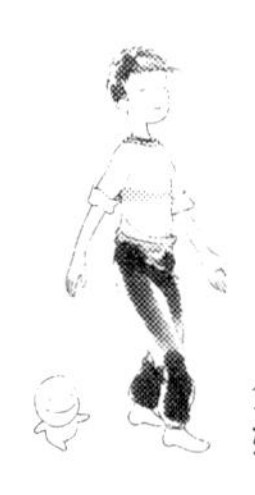

的方法，結束時再進入收式。

要訣

・站立的身形、身線要調整好。

・腳掌要放鬆、放下，似乎與大地連結在一起。

注意事項

・全身放鬆放下，膝蓋微曲，雙腳並攏黏住。

練習的檢測

・身體是否更加放鬆？肌肉變得更為柔軟？骨骼更為鬆柔有力？

・全身是否連結在一起？

・是否氣互相串連、交融？

・身線是否保持平直柔軟？

・身心是否更為安定？

11 收式：大吉祥式

【訣要】 迴收大休息　心氣入於密
身障自然伏　脈柔身平和
力氣自充足　心念歸安寂
身心本一如　吉祥現佛身

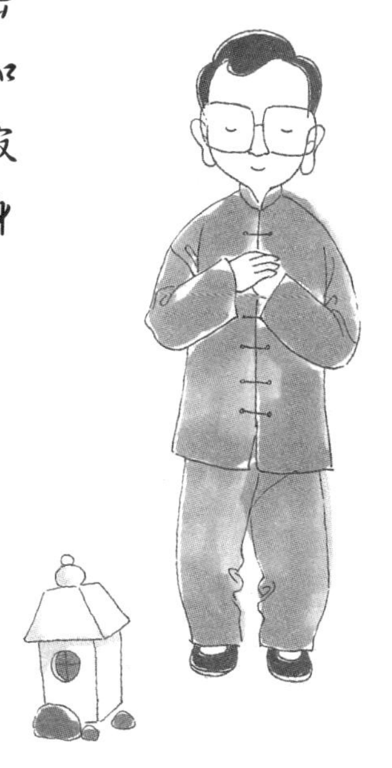

迴收身體的姿式　而大休息
心、氣都入於最寂密安然的境界
身體的障礙自然消伏了
經脈柔軟、身體也平和
力氣自然地充足
心念歸於安心寂靜
身心本來就是一如無別
在吉祥中現起了佛身

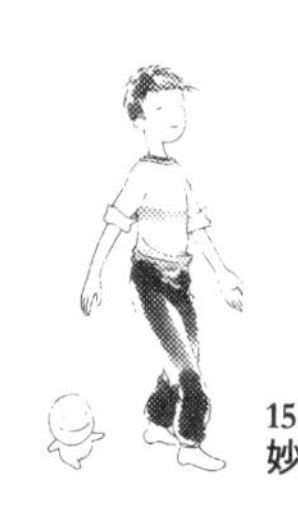

當我們結束功法時，進入收式——大吉祥式。本式的重點是將所有的氣回歸於氣海（丹田），更極至的方式是將氣化入中脈，甚至化入「空」中。在每次的練習中，我們的能量會愈來愈飽足，愈來愈增加。

・大吉祥式的練習

1. 保持大圓滿式的身形。（圖 1）

2. 雙手像在水中一樣慢慢浮起，觀想左手握著月亮，右手握太陽。

3. 右手為日在上，左手為月在下，以雙手手掌平貼於胸前心輪的位置（圖 2），從上胸輕撫順至腹部丹田的位置。（圖 3）

4. 如此順氣六遍。

要訣

・撫氣時要以空手來順氣。

注意事項

・保持大圓滿式來順身體的中軸線。

練習的檢測

・全身的氣是否很飽足、順暢？

・心念是否變得更微細？是否自然地安住在無念的

境界中？

・身心是否感覺光明？

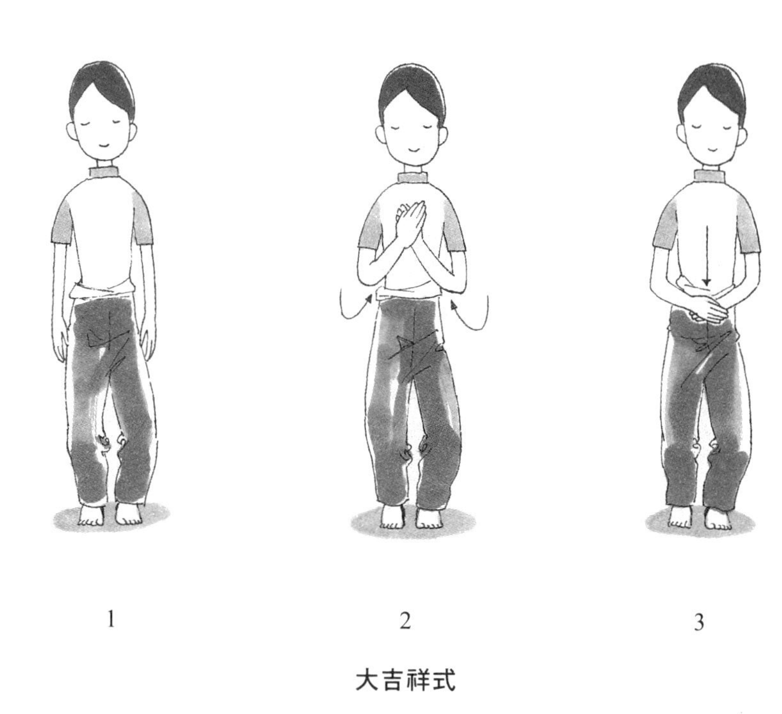

大吉祥式

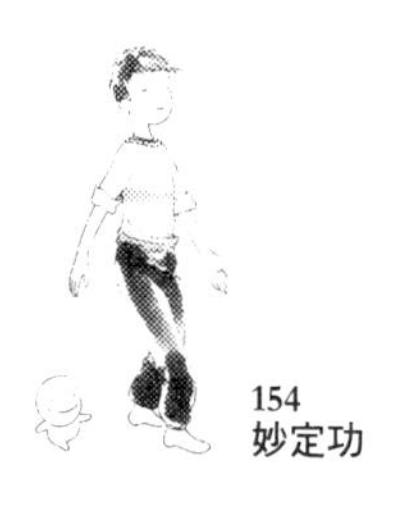

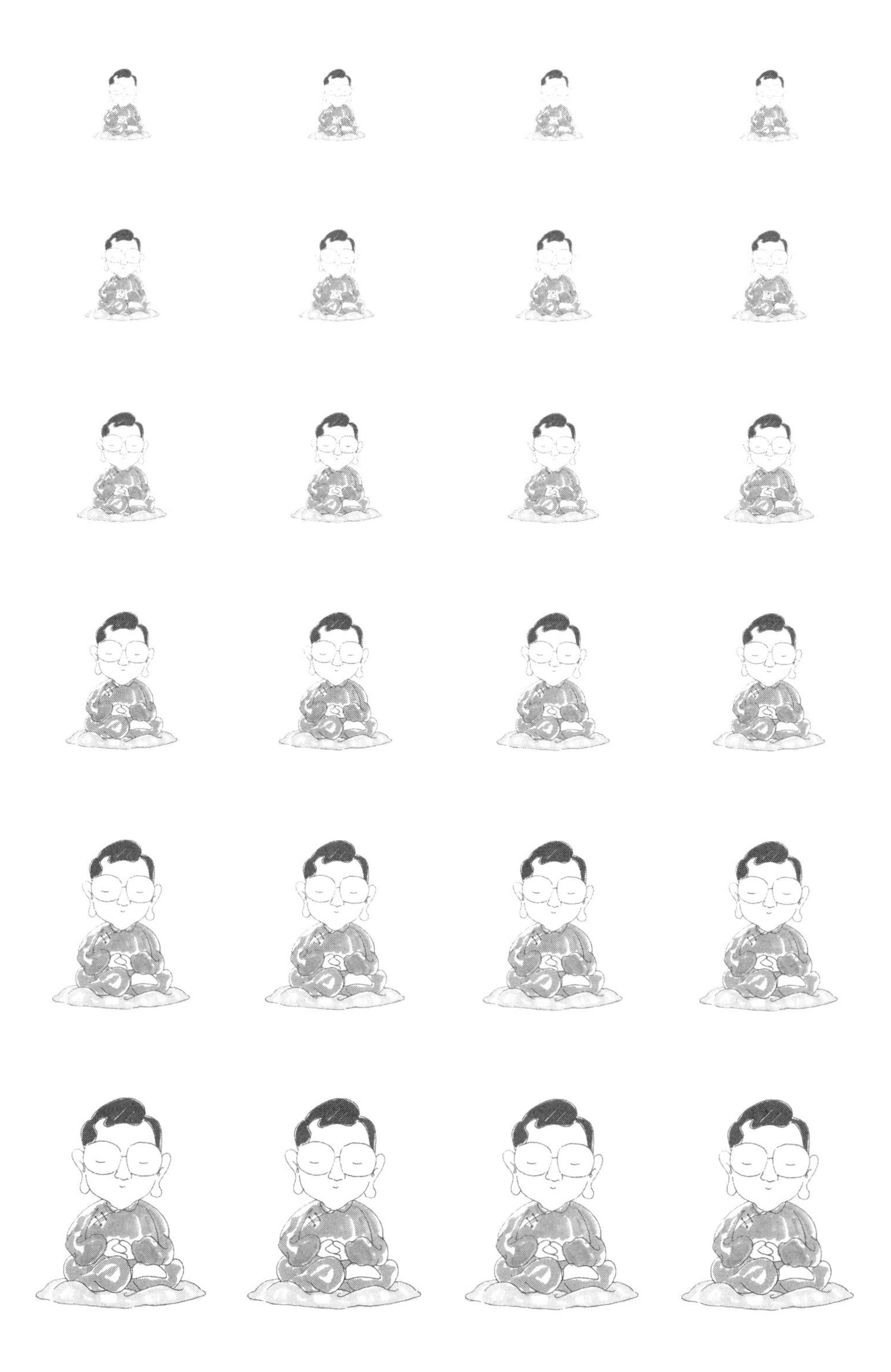

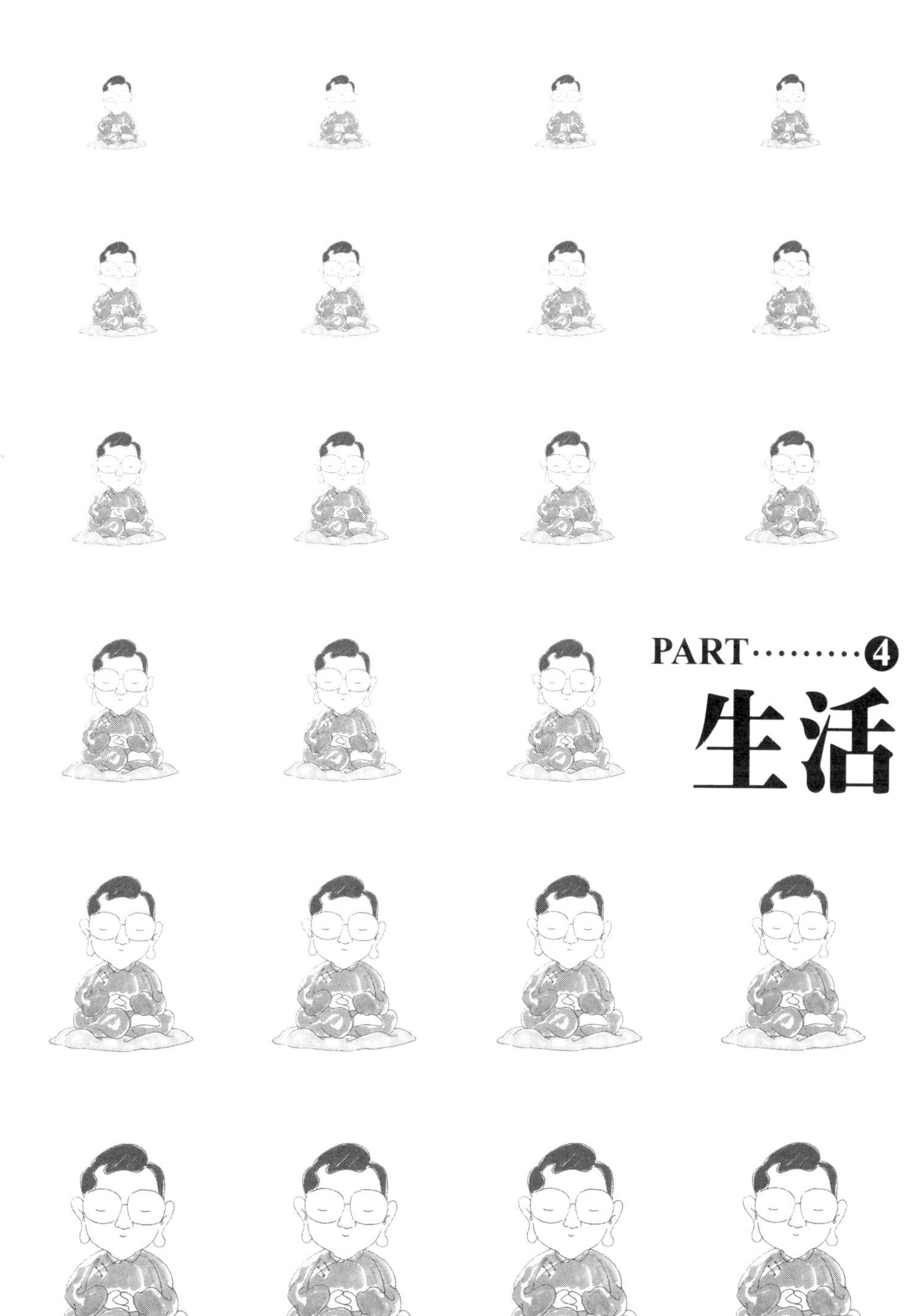

PART……④
生活

1 妙定功在生活中的運用

練習妙定功除了固定時間在基本功法的練習之外，很美妙的是它可以廣泛的運用在生活中，在行、住、坐、臥的各種行為、動作當中。

想想看，躺著睡覺都是在練功夫，該有多妙呢！妙定功就是一個這樣的功法，「每天勤睡覺，功夫自然到！」

如果用妙定功來行走，走起路來既快樂、輕鬆，而且一點也不費力，走再遠還是一樣輕鬆自在，越走氣血越慢，越走越健康，走路就是在練功夫。

此外，當我們坐下來休息或是坐著工作時，如何坐才不致於腰酸背痛，坐得久且舒服，就像在長時間的旅程中，不致於得到「經濟艙症候群」，仍然可以坐得氣血通暢，妙定功的坐姿讓我們坐著也是練功夫。

連一般平常的工作、動作、舉止，只要將自己的身線連成一氣，然後再將線延伸至所對待的外物，與之連成一體。那麼，妙定功便無往不利地內化於我們的生活，讓我們活得自在、快樂又健康。

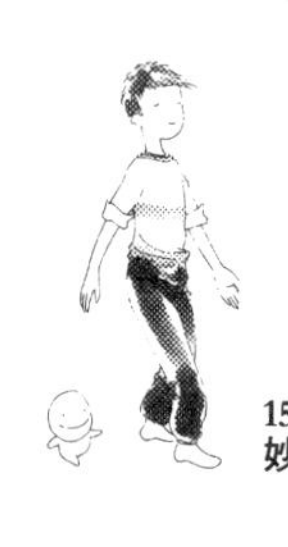

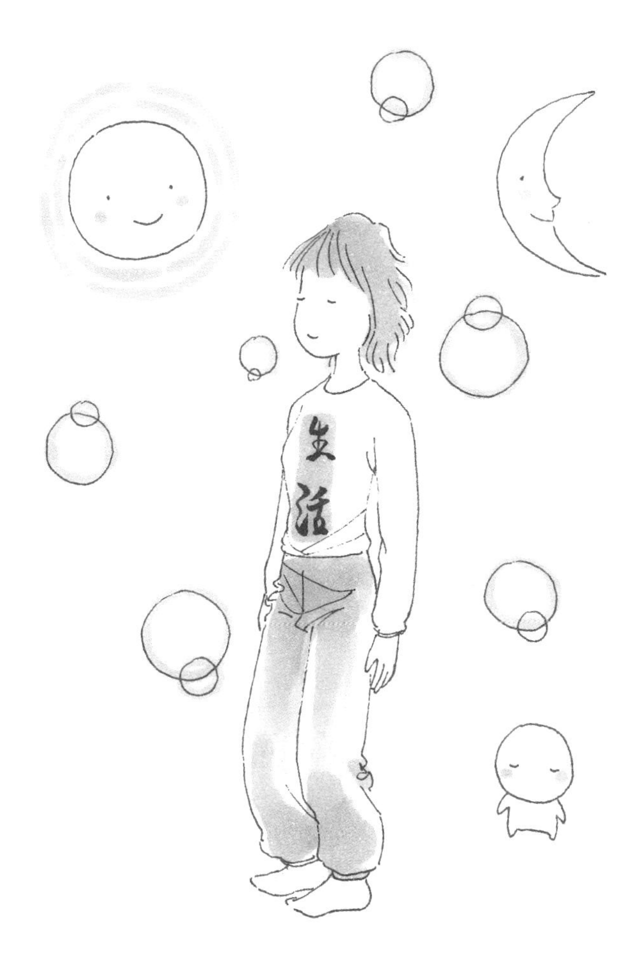

將妙定功運用在日常生活中

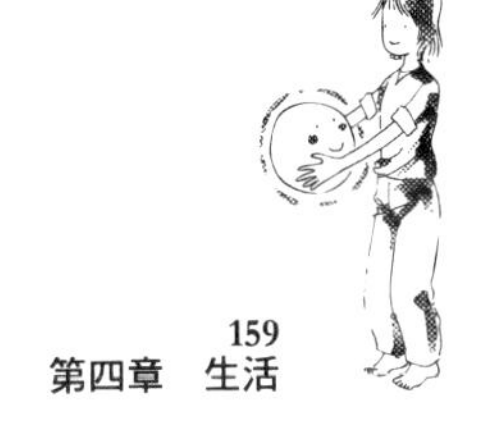

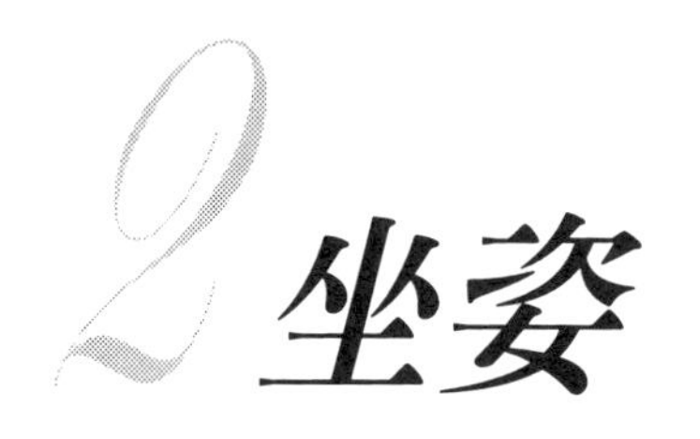

坐姿

坐的姿勢好像是天經地義的事情，其實，一般人都不是那麼會「坐」。

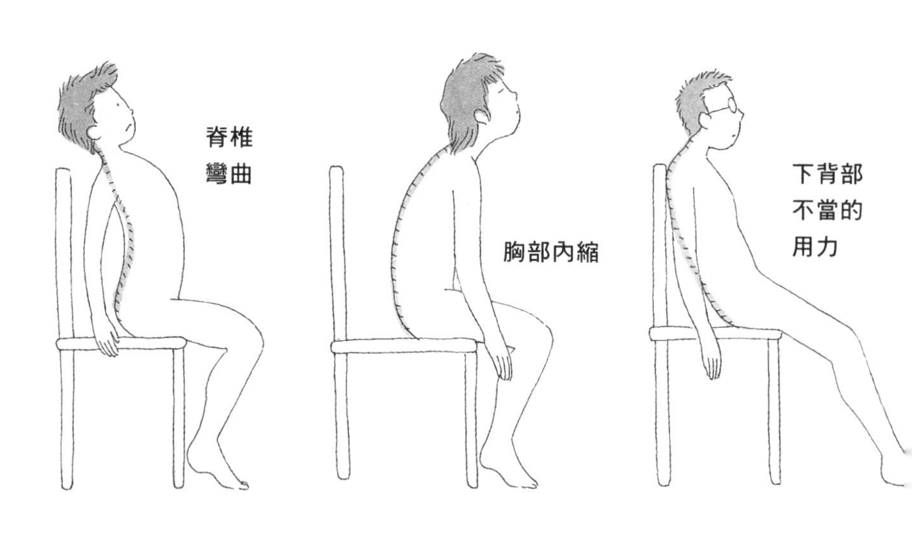

坐時上半身挺直不動，會使背部過度彎曲

坐時彎腰駝背，會使脊椎承受壓力

癱坐在椅子上時，會使下背部承受壓力

常見的不良坐姿

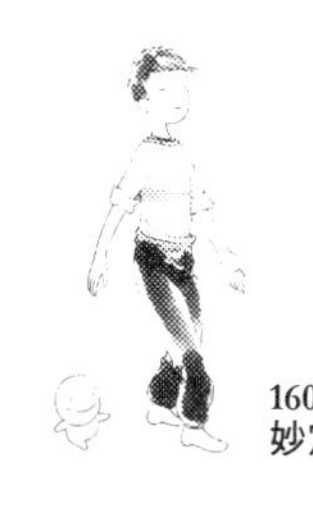

一般人的坐姿大都以腰部或以胸椎的支撐，而且胯骨都頂著椅子，與其說是臀部坐在椅子上，卻常常是用腰來坐。

長期以來，以這種不良的姿勢坐著，當然會引起身體的不適。

但是，如果我們以妙定功來「坐」，不僅坐出健康，而且越坐越舒服，越坐精神越好。

只要稍微調整一下，我們的姿勢，便會得到意想不到的功效。

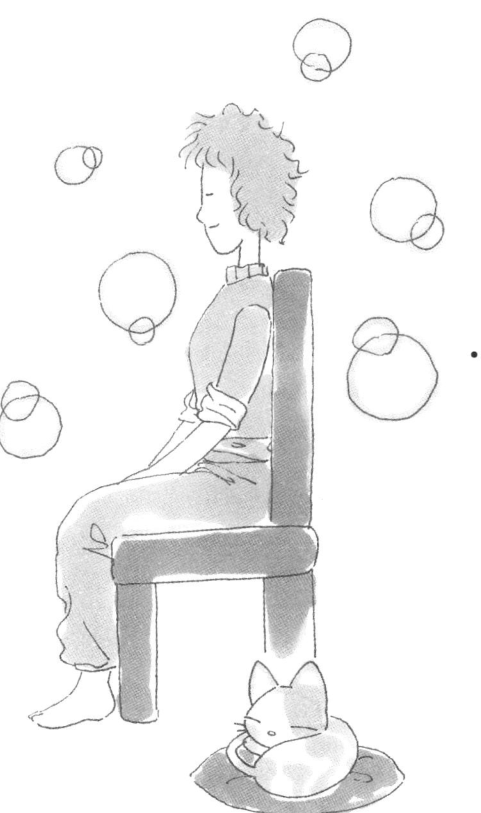

‧坐姿的要點

當我們就坐時，先調整胯骨，然後將臀部往後頂住椅背，腰部放下，背部緊貼椅背，臀部坐下來。

如此腰部及胸部，乃至整個上半身便會自然地直起來，身線不會歪掉，也不會讓腰部錯用力，而使背部的線折到，受到壓迫產生不適，而且臀部的肌肉還是鬆軟的。

讓大腿與小腿成直角，雙腳平放於地面，若腳無法觸及地面，則可墊個墊子，務必讓雙腿平放在地上，如此腿部的血液，可以保持循環良好。

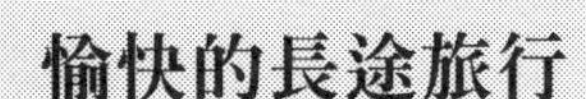

愉快的長途旅行

六月，王先生偕同妻子及母親前往美加東部旅行。飛機從桃園中正機場飛往紐約，途中於西雅圖轉機。

從台北到西雅圖約九個小時的旅程，王先生把剛學習的坐法，馬上運用在長途的旅行上。

他將臀部頂住椅背，開始練習妙坐的方法，在漫長的航程中，他感覺到身心安適自在，雙腳感覺很溫暖，身心也不會妄動，愉快的閱讀著書報，感覺非常舒服，不知不覺就抵達目的地了。

・坐姿練習

1. 放鬆地站在椅子前。（圖 1）
2. 雙腿成內八字，做胯骨調整的練習。（圖 2）
3. 然後手扶著椅子慢慢坐下來，將臀部往後推頂到

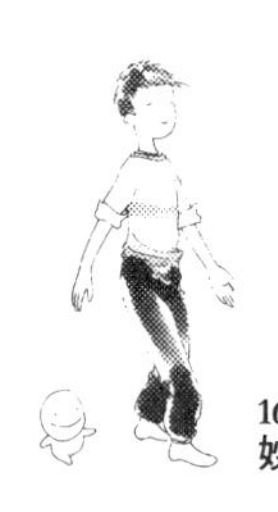

椅背。（圖3）

*4.*臀部順著椅背坐下來，讓臀部的肌肉完全放鬆，平放在椅子上。（圖4）

*5.*背部放鬆靠貼著椅背。（圖5）

*6.*大腿與小腿成直角，讓雙腳平放於地上，將胸線延至腳的線拉出。（圖6）

要訣

・如果膝蓋有外翻的現象，使膝蓋微微向內扣，則氣便順暢了。

・發現緊張的部位就放鬆、放下。

練習的檢測

經過以上的調整，我們來看背部是否連成一條直線？氣機是否比以往順暢？

・感覺到身體熱熱的？

・頭腦比較清楚一些？

・腳底感覺很熱？

・是否感覺手指頭麻麻的？溼溼的？黏黏的？

・練習一陣子就流汗了？

如果感覺熱熱的，表示氣血循環系統變得較為順暢了。

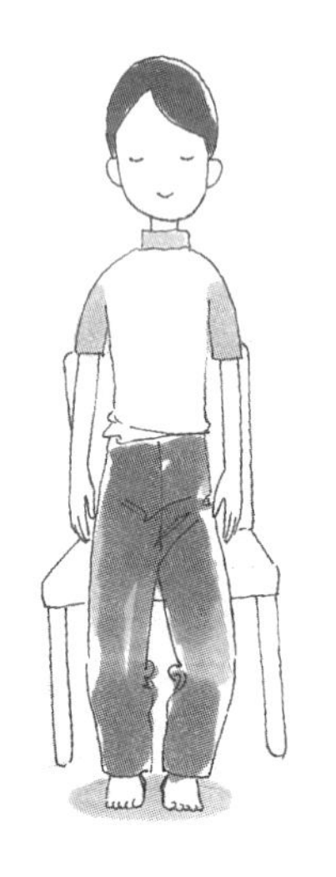

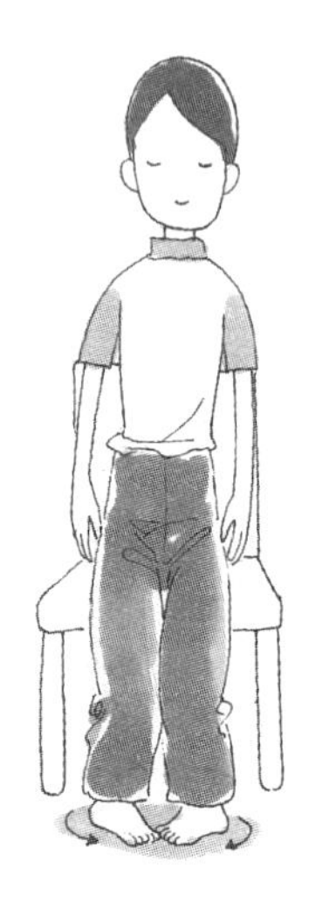

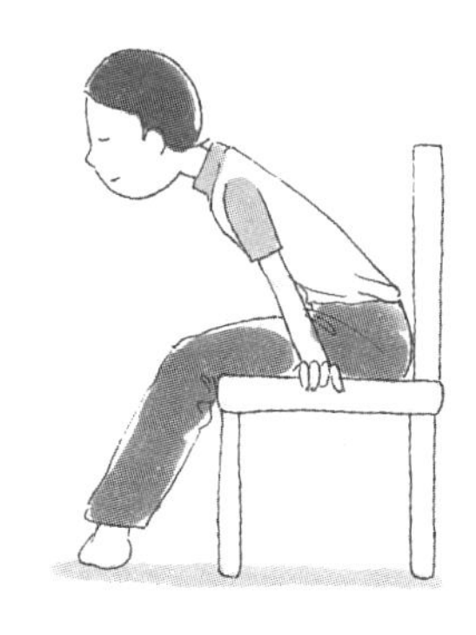

1.臀部頂住椅背　　2.腰放下　　3.背部緊貼椅背

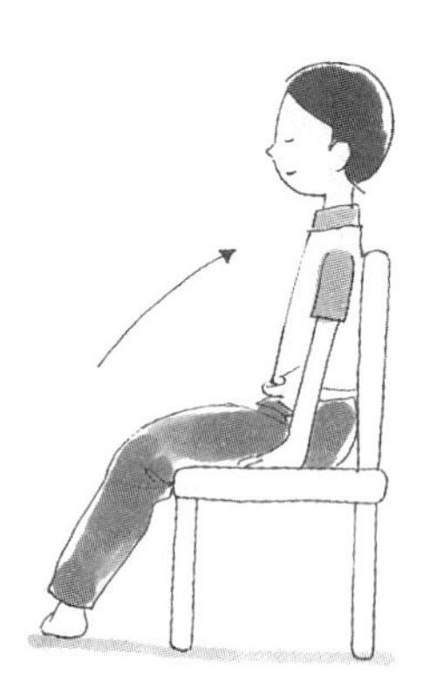

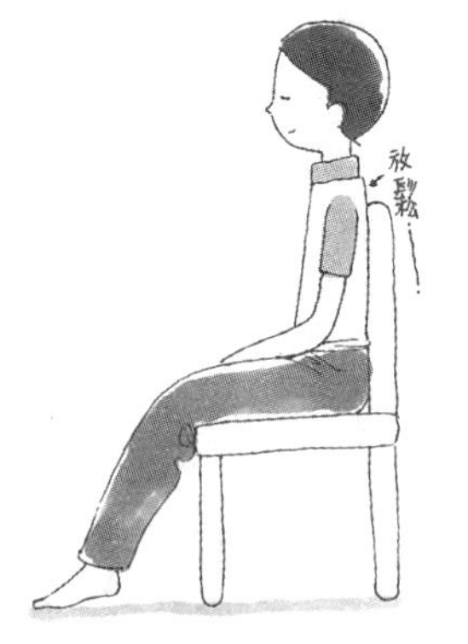

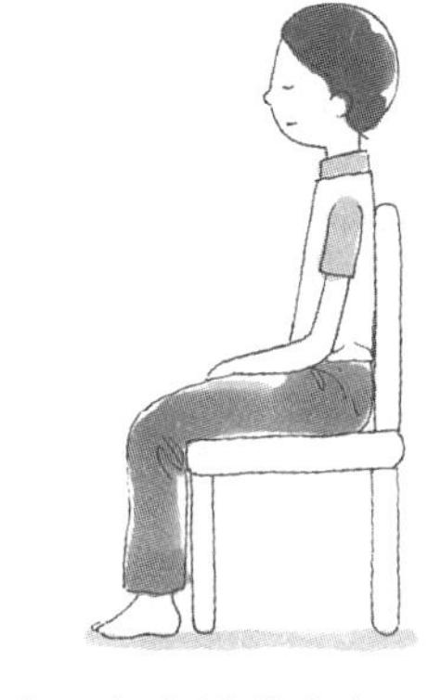

4.臀部放下來　　5.雙腳平放於地面　　6.大腿與小腿成直角

良好坐姿的要點

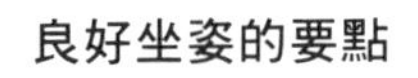
良好坐姿的要點

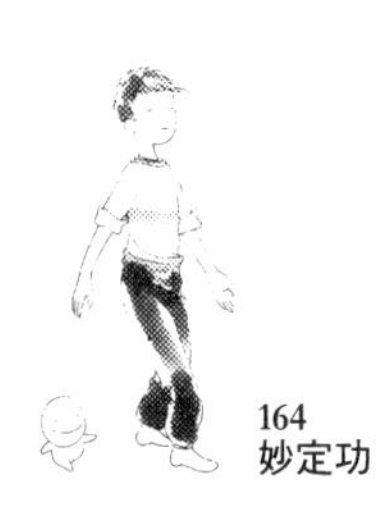

感覺濕濕黏黏的則表示身體的髒東西開始在排泄、清除了。透過此練習，我們的末稍神經血管已經疏通許多。

3 走路

經常有人問：「為什麼長這麼大連走路都要機學呢？」如果你也有這個問題，不妨先觀察自己是如何走路。

我們觀察一般人行走時，經常是拖著沈重的步伐，或是必須「勞動」雙腳來步行。可以發現到通常都有碎動的習慣，雙肩聳高、胯骨提起、膝蓋很僵硬、腳後根提起、腿部很僵硬、髖關節、膝部氣都有堵住的現象，而且身體內在的氣脈也堵塞住了。

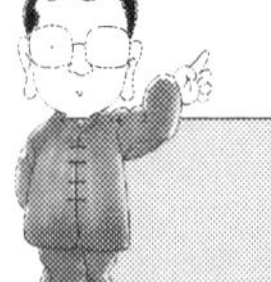

觀察自己如何行走

現在，我們站起來，在屋子裡走動一下，觀察自己是如何走路的。

- 我們的雙手手臂是否輕鬆自在地擺動？
- 身體的左半身與右半身是否諧調呢？
- 步伐是否踩得穩健呢？
- 我們是用哪個部位走路呢？

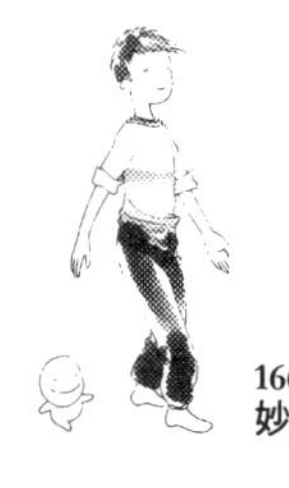

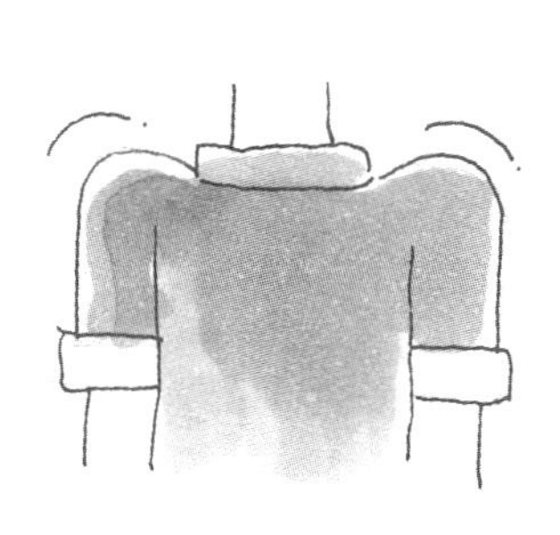

雙肩聳高

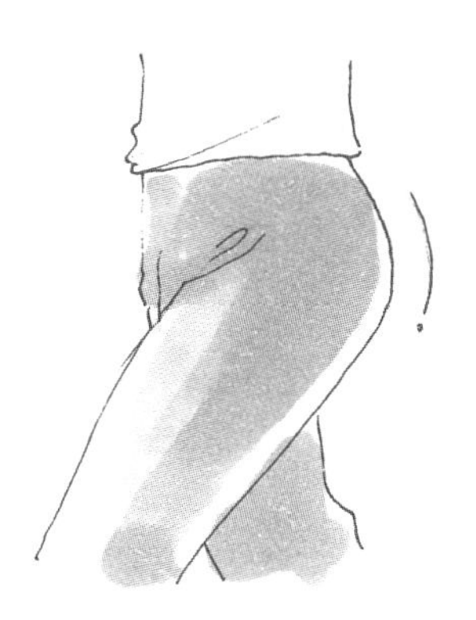

胯骨提起

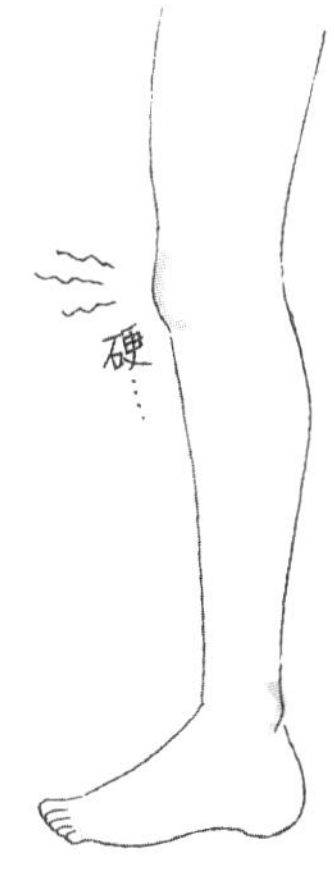

膝蓋僵硬

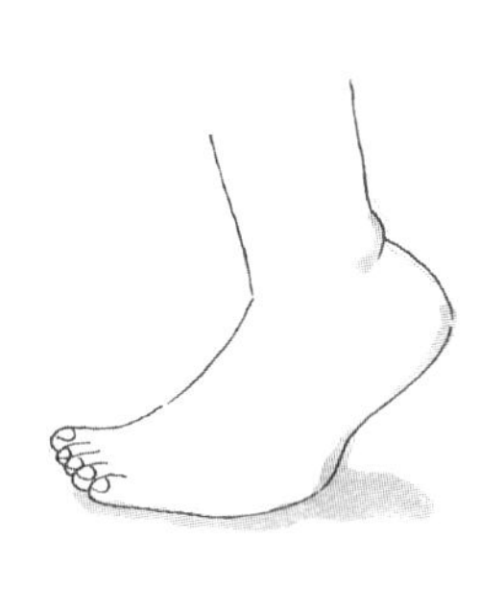

腳後跟提起

一般人走路的問題

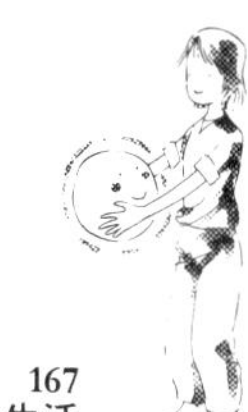

以妙定功來走路，其實是坐著走路，想想看，如果我們練習「坐著」走路時，根本無需任何一個部位用力。

換句話說，我們站立時其實也是坐著的，所以我們也試著讓自己是以坐著的方式來走路。

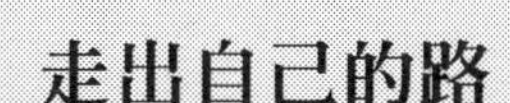

美英平常都利用晚飯後的時間，到附近學校的運動場走路，本來只繞操場一圈就覺得很累，氣喘如牛。當她學習了妙定功的行走方法之後，馬上當晚即在運動場一口氣走了七、八圈，臉不紅，氣不喘，一點都不累，反倒覺得很舒服，神清氣爽，她走出了自己的路了！

・行走的練習

首先，還是將身體線條調整好，然後開始走路。此外，還要建立三個觀念與方法。

1 腳踏實地

走路時要肯腳踏實地。若是右腳起步，則將重心放在左腳，左膝放鬆；然後右腳從腳趾起，由下往上全部放鬆，右腳只是提起來作準備走路的動作，不必用力。

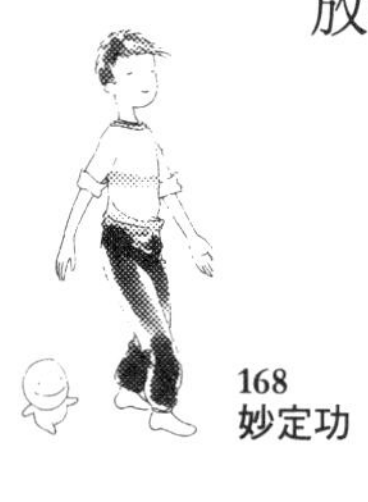

・腳踏實地
・身如楊柳
・坐著走路
走路的要點

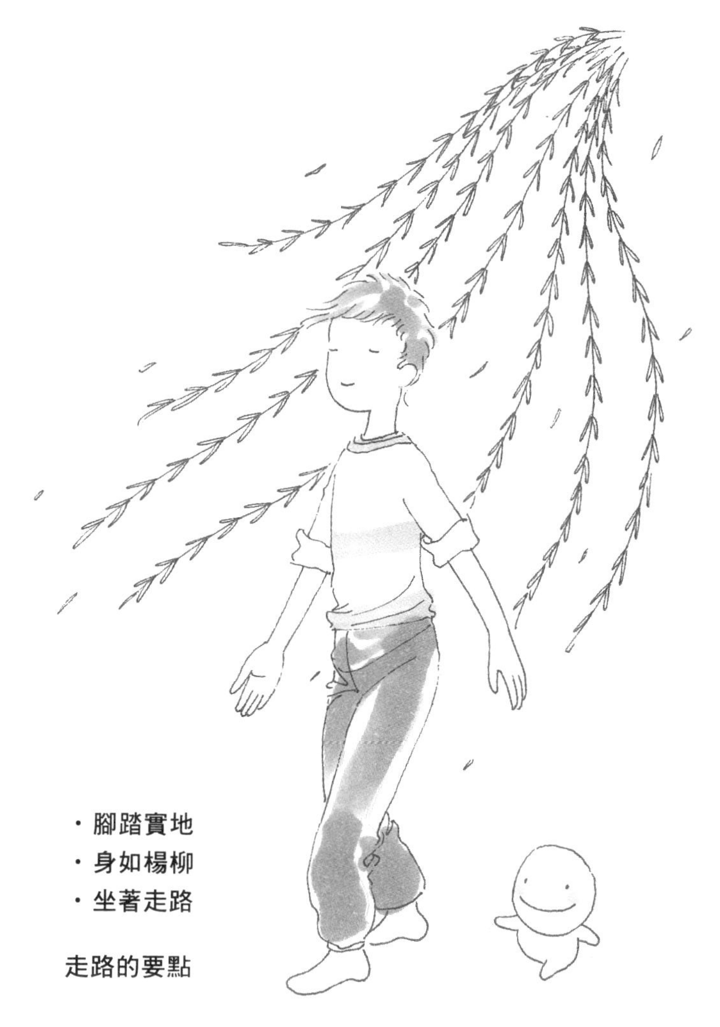

不論提腳、放腳，整個身體放鬆放下，連成一線。

2 身如楊柳

身如楊柳的比喻是身體如楊柳一般，很放鬆自在。

3 坐著走路

坐著走路、我們的上半身是坐腿上走路，腿只是在執行走路的動作罷了，一點也不勞累。

掌握了以上的要點，走起路來便輕鬆自在，讓我們都走出自己的一片天地。

練習的檢測

・我們很放鬆的走路時，身心是整個都在完全放鬆的狀態，在行走的過程中，如果身體哪一個部位感到緊張，就將緊張、僵硬的部位往下掉，放鬆、放下。

・行走時，檢查身體的各個部位是否都放下？肩膀放下來了？胯骨放下？腳後跟放下？

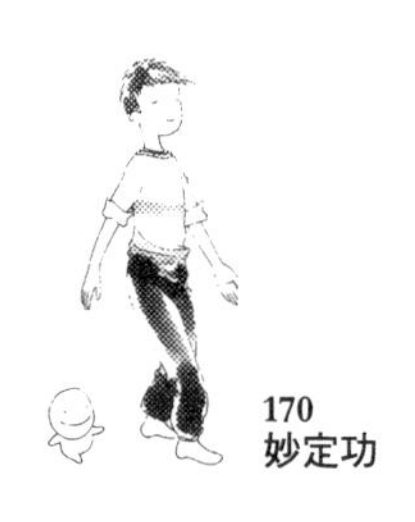

4 睡眠

在睡眠中練習妙定功，是妙定功學習者最好的練習時間，對於不良於行或長期臥睡於床上的朋友，更是一項方便的養生良方。

方法很簡單，只要將身線、姿勢調整好，讓全身的骨骼肌肉都放下去，就是在練功了。

但要特別說明的是，練習此方法的床不宜使用過於柔軟的床墊，因為我們調整的是骨骼、肌肉，太軟了床會陷下去，無法調整，所以以床不會陷下去為原則。如果能以木板床來練習是比較理想的（如果覺得太硬，可以鋪層薄墊）。如果您的床無法改變，建議您先在地板上練習二十分鐘，再上床睡覺。

注意在地板上練習時，隔離地板濕氣的防範措施要做好，或者鋪上氈子或墊子來練習。如果習慣用枕頭，亦可墊著枕頭練習。

練習此方法可以有效地改善睡眠品質，增強腦神經的功能，使腦神經的氣血循環改善，讓我們輕鬆入眠，同時能改善身心。

・練習

1. 我們的身體仰躺著。（圖 1）

2. 雙手張開，平放在與肩同高的兩側（圖 2），如果床不夠大，則將下手臂彎曲向上，手指端置於頭的兩側，如投降狀（圖 3）。這姿勢有助於肩胛的放鬆、放下。頸椎部分要拉長放平、放下，兩肩也放平、放下。

3. 胯骨調正，如同我們調整胯骨一般，然後將中軸線、胸線調整好，腳後跟順著胸線平移曲膝（圖 4）。

4. 身體以微調的動作讓身體放鬆，注意如果感覺緊張的部位，則從緊張的中心點練習開來。

5. 如果練習之後自然睡著，改變任何姿勢都沒關係；如果是純粹練習，要起身時先張開眼睛，切忌猛然起身，先將腳放平，再將身體翻向右側，用右手支撐，心臟要在上面，從右側慢慢的起來。

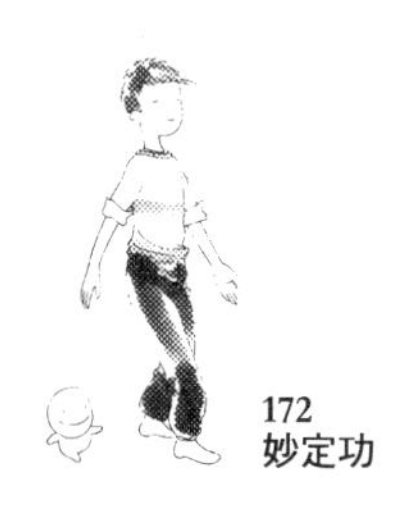

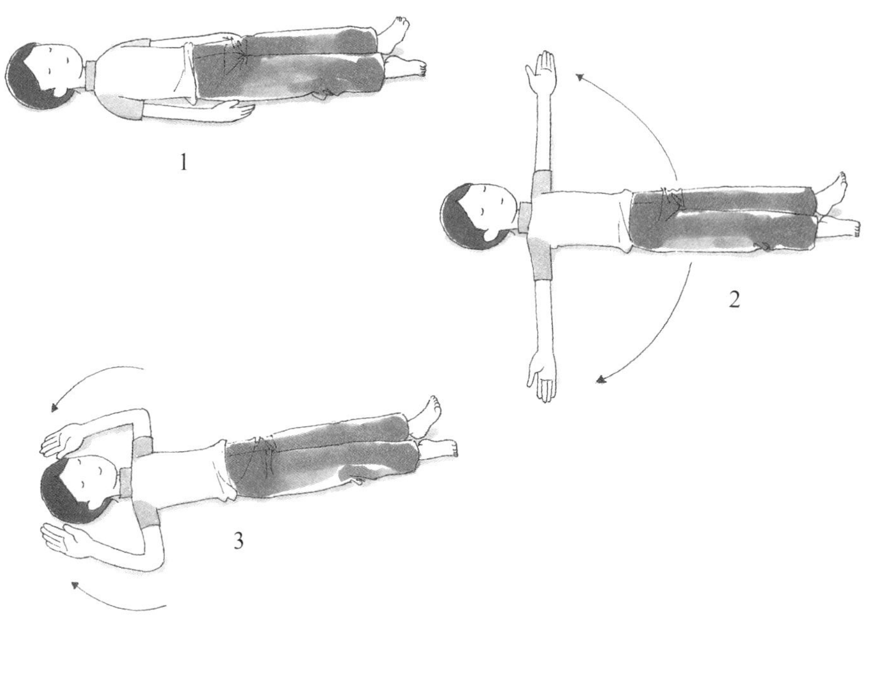

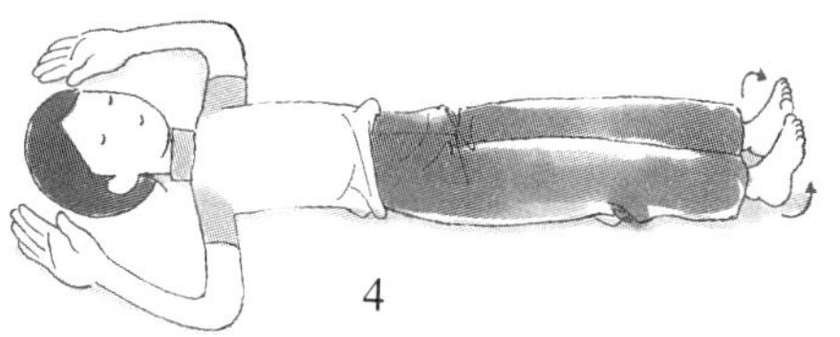

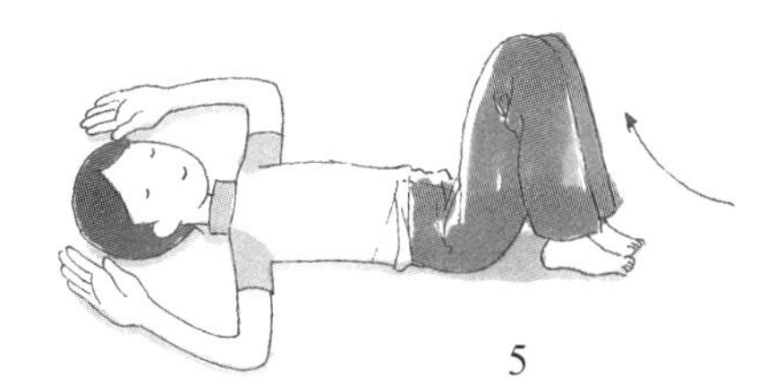

睡姿的練習

腰部無法貼地怎麼辦？

如果腰部無法貼平床面，則將臀部稍微向上提再放下，如此能讓腰部更放下。假以時日，腰部便能貼平床面了！

練習此方法對骨骼的調整非常迅速，如果能持之以恆的練習，脊椎骨會漸漸變得平順。

一般會分成好幾個階段調整，每一塊骨頭都會由粗的部分調整到細的部分，然後整個平整，一層一層越來越深層的放鬆。

我們好好的躺著，也可以練就一身好功夫。如果在家自己練習而沒有老師在旁指導，不妨配合「放鬆」的 CD 導引來加強練習的效果。

練習時最主要將身線調整出來，然後將整個身體都練習放下，讓身體與床連成一氣。

另外，特別說明的是，身體曾經受傷的部位，在調整的過程中有時會有疼痛、阻塞的現象產生，或者是特別感受壓力和緊張，此時可從緊張的中心點放鬆開來，將此部位放下，漸漸的這些舊傷就會隨著調整而逐漸平

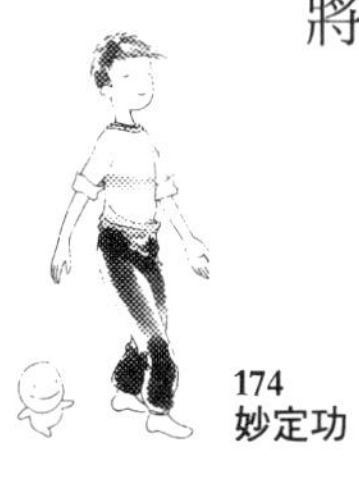

復，甚至更為健康。

總之我們任何受傷、堵塞的部位，甚至五臟六腑堵塞之處，都可以試著讓那個部位放下。因為那個部位一定是處於緊張的狀態，連帶著肌肉也跟著緊張，於是氣就不順暢，所以我們讓緊張的部位放下，氣血就順暢了，而調整部位的肌肉也就會隨之活化起來，即使是骨骼的部位也是一樣的。

很多朋友練習本方法，通常導引至頭部放下時，早已沉沉入睡。練習此方法，不僅睡眠品質變好，睡醒後精神更充沛，身心也更為舒適。

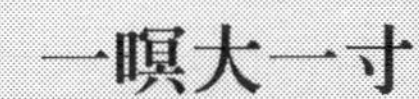

一暝大一寸

龔小姐為美語補習班的負責人，平日工作繁忙，特別抽空學習妙定功，練習「睡眠的方法」二十分鐘後，她的身高竟然增加了5公分。

這是因為練習時，身體放鬆、氣機飽足的現象；隨著氣機飽保暢通，自然會有長高的跡象產生。

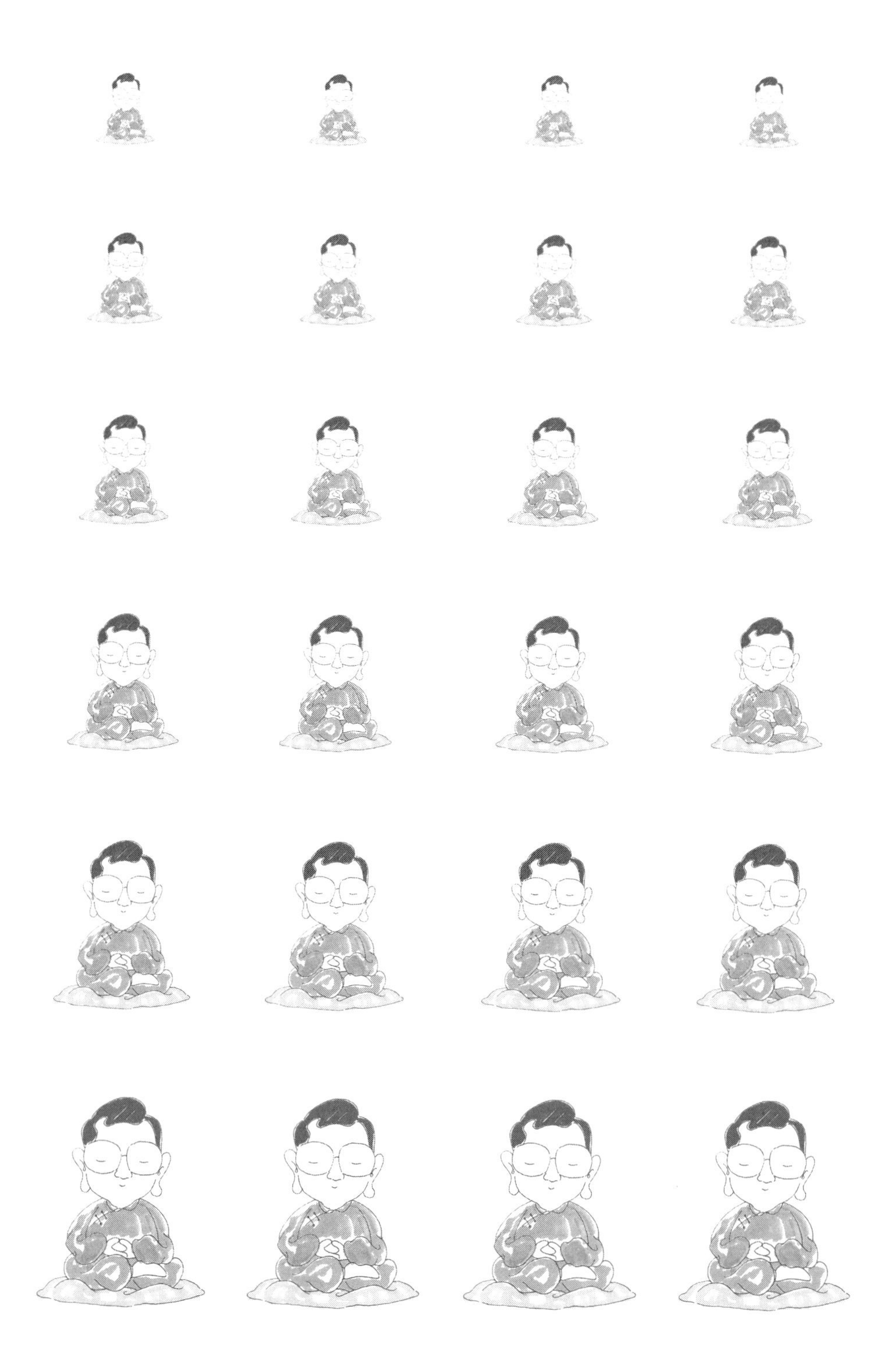

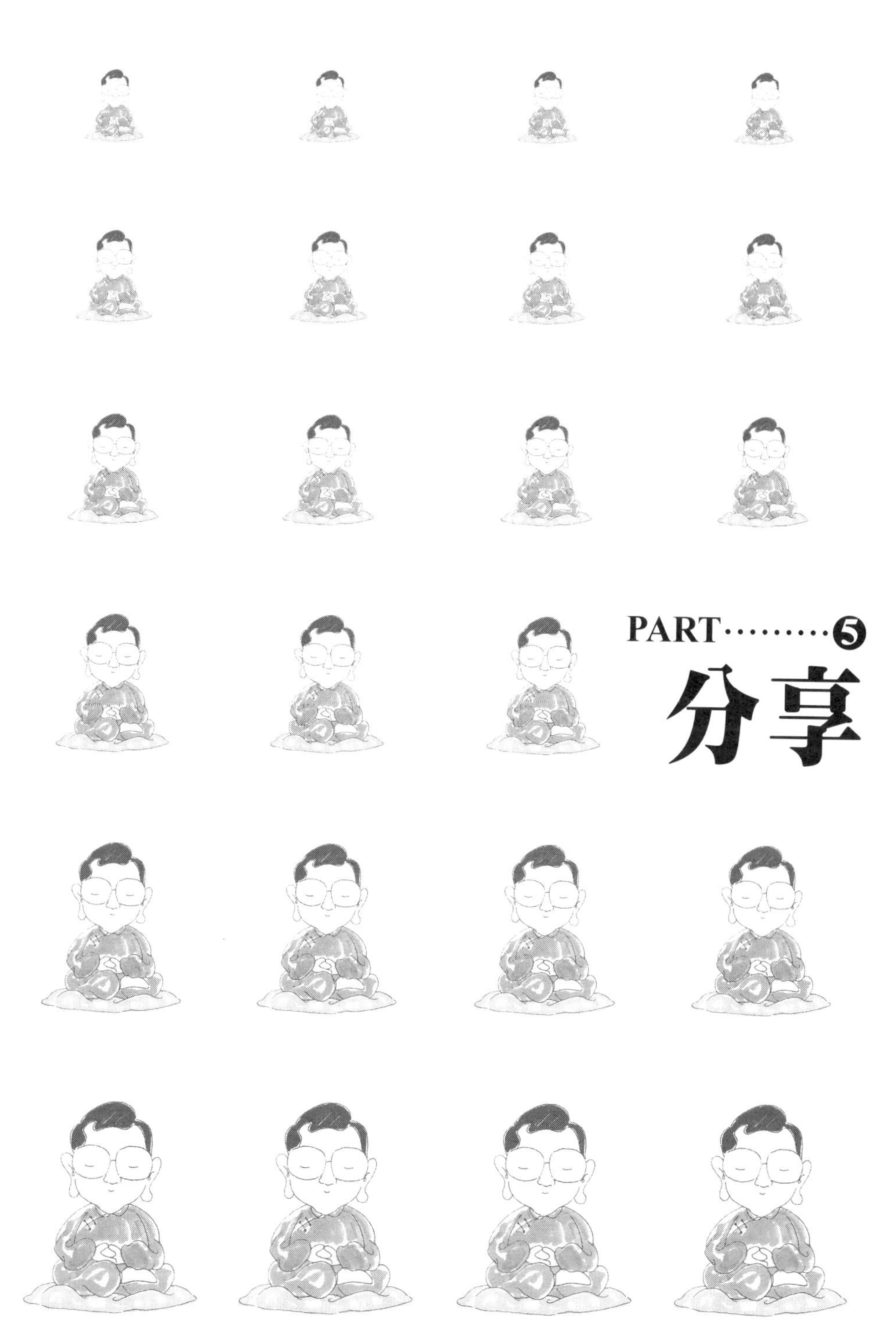

PART……… ❺ 分享

1 身體環保的開始

・開始排毒

練習妙定功之後，將我們習慣性的「錯誤」的姿勢，漸漸調整為正確的姿勢，而且很多舊疾會「復健」，這「復健」是指舊疾在身上所殘留的「毒素」會因為妙定功的調整，從身體的深層浮到表面。

由於妙定功的調整很深層，能夠促進血液和淋巴的循環，當體內的氣開始流竄全身時，累積在組織裏的有毒物質，從運動代謝的副產品到各種來自環境、食物、藥物等的殘留毒素，也隨著釋放出來。

我們的身體隨著練習，開始自我清淨、進行體內環保，漸漸達到新的平衡。

此外，當身體的毒素排出後，身心會開始朝著更為健康的目標前進，此時，將骨頭觀空，則會有氣入骨髓的現象產生，身心將會展開更新的旅程。

在排毒的過程中，請多喝水，能讓體內的新陳代謝的情況更好。

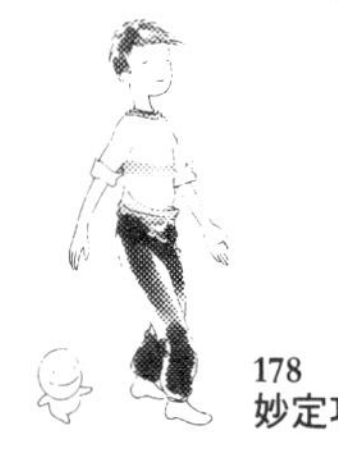

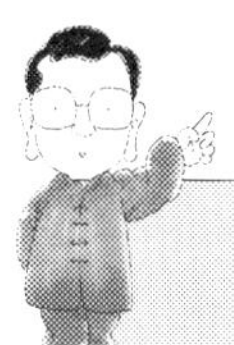

喝水的小秘密

喝水時，先將我們的頭部調整好，大椎骨放下，肩胛骨放下，下巴平平內收，再含一大口水在口中，然後慢慢嚥吞下去，水從喉嚨的正中央喝下去。

如果身體上有不舒服的部位，水亦可流向患部，如此有清淨疏通的作用。

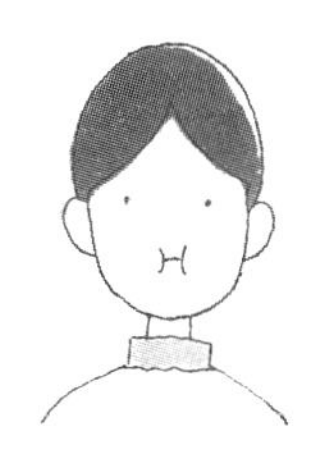

1.喝一大口含在口中

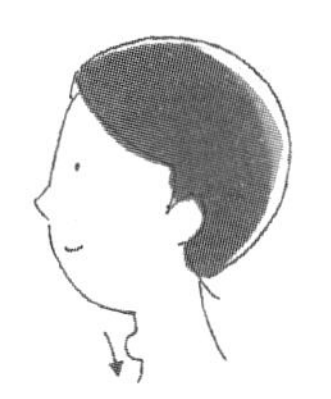

2.從喉嚨的正中央吞下去

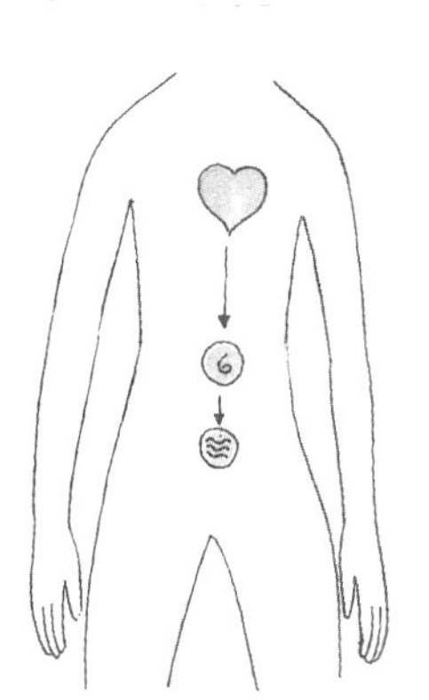

3.吞至心輪、臍輪、海底輪

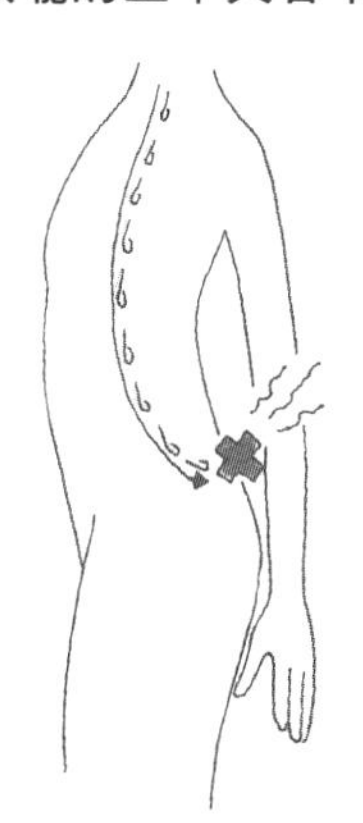

4.有不舒服的部位，
想像將水流到患部

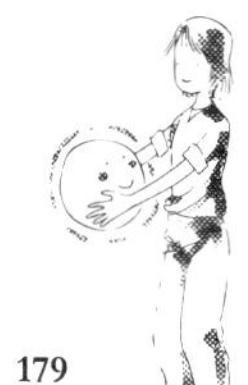

・調整後的現象

1 想睡覺

有些人在練習妙定功後，會很想睡覺，可是有些人卻覺得精力充沛，體內全新的能量正源源不絕地湧出來，這些是身體調整的過程。如果想睡覺就多休息；精力充沛則要保任，不要做無謂耗費能量的事或是說太多話。

2 身體開始放鬆了

如果練習之後，發現自己某些部位很緊張或酸痛，請不要沮喪，恭喜你終於發現自己長期壓力緊張的情形，而且更令人高興的是，這是緊張的肩膀開始放鬆的現象。

請記得儘量保持大圓滿式的身形，妙定功當我們將身體、呼吸、心靈調適到一個正確的位置很自然的我們就開始進行身體的環保運動。

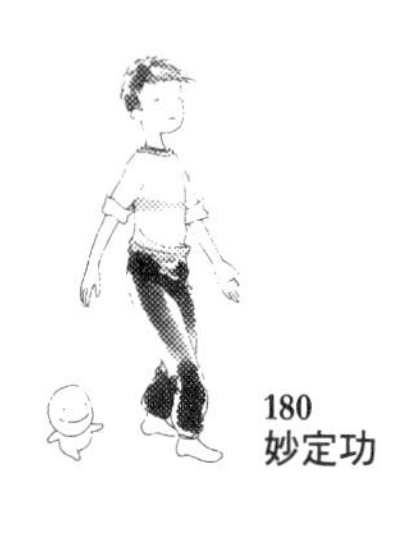

2 經驗分享

・妙定功轉變我的生命習慣　　淡水　松子

我從事編輯工作，由於工作所需，經常都必須埋首在桌前處理文字，缺乏運動。

當我走路的時有拖腳步的習慣，整個人動作慢吞吞的，顯得無精打采，似乎很沈重。當時對於自己的習慣並不以為意，但是身體會說話，我沒意識到這也造成我的命運。

練習妙定功之後，這樣的習慣改變了！

直接的感覺就是腳似乎變得比較輕了，走路時也不會拖腳步了。更奇妙的是，在處理事情的效率上也提昇了，判斷力也增強了，腦筋也靈活許多。

自己深深體會到，生命習慣的改變，命運也在不知不覺中改變了，妙定功轉變了我的生命習慣。

除此之外，本來我的食量很小，吃東西也很慢，而且胃腸又差，容易拉肚子，在冬天的時候還會有胃寒的現象，吃不下東西。

像我這樣的體質從練習妙定功以後，食量開始變大了，然而體重卻未因此增加，吃東西的速度也變快了，吃了東西之後也比較不會像以前一樣，覺得脹氣、不舒服；消化不良的現象，幾乎沒有了。

練習妙定功很直接從我們身體上較虛弱的部位，開始進行身體修補的動作。

・我的方頰不見了！　明晞

練習妙定功三個月，有一天遇到老朋友，

她說很驚訝的：「明晞！妳的方頰怎麼不見了？」我不自覺的摸著自己方方的臉頰，她又問道：「妳怎麼做到的？！」

我便將自己學習妙定功的消息告訴她，她也很積極想學這奇妙的方法，方臉竟然可以不用開刀整型，就成了雞蛋臉。

當我練習將下巴平平內收，兩下頜便有熱氣流通，喝水時也是以這種姿勢來喝水，在日常生活中也儘量讓自己保持這樣的姿勢。

我沒有預期伴隨自己多年的方頰，竟然有朝一日變成雞蛋臉，實是意外的驚喜，更增強我練習妙定功的信心，朋友們看見我的改變，也都增相來學習。

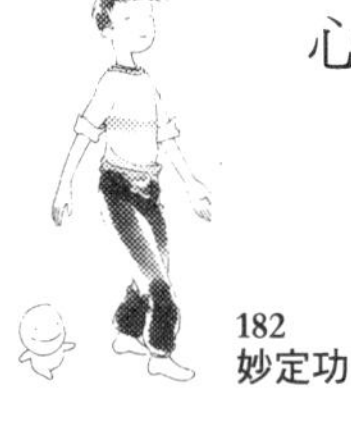

妙定功的練習讓我的身心很自然改變了！

・我的肩膀放下來了！　　　　三重　蕭小姐

我一直有一個觀念，認為提起肩膀是能夠提振精神、是有精神的象徵。所以我擁有一付很有精神的肩膀。

自從我學習妙定功之後，才知道這樣的肩膀是很緊張的，於是我開始放下我的肩膀了。

學習妙定功一期下來，在調身、功法的練習中，不知不覺肩膀很自然的放下來了。「有精神」的肩膀變成了較為放鬆、圓潤的雙肩。

・收下顎使頭腦變清明　　　　台北　方太太

平時我的下顎常會習慣性不自覺的稍微上仰，或許這就是我經常頭腦昏昧不明的原因。練習了妙定功之後，我才知道，這種錯誤的姿勢會造成頭、頸之間氣脈不通暢。

當我的下顎平平內收回正確位置時，唾液立即增加，頭腦也比較清楚了。

由於長期的面對電腦，在打字時常會不自覺聳肩，尤其在趕工時，更是嚴重，每當完成一個案子時，肩膀就會僵硬不堪。

於是就用妙定功的方法：將脊椎骨一節一節放下去，再把容易聚集壓力的肩胛骨也放下去，當肩胛骨放下之後，下顎比較容易收了進來，而且丹田變得比較有力氣，聲音也變得比較渾厚好聽，不會覺得乾乾澀澀的。

・妙定功調正脊椎的姿勢　　　彰化　阿賢

小的時候，我就有脊椎骨側彎的毛病，學習靜坐之後，雖然改善許多，但身體較弱時，骨骼還是不太平衡。

自從練習睡覺的方法後，脊椎的問題改善許多。對於其中有一式是一隻腳要伸直，而另一腳交疊轉向側面的這個動作，練習效果特別好。

練習時，本來覺得尾椎的部分像是突出來不平的感覺，一直無法放鬆，就決定先練另一個動作。

於是先將腳翻向一側，然後從腳底慢慢放鬆，放鬆到肩膀的部位，然後再轉向另外一側，再以同樣的方法放鬆，當我平放時，發現原本會突出來的尾閭骨就縮平進去了，非常明顯。

此外，我還發現，如果平常手很放鬆的話，躺著時就可以平貼在地上，但如果是常使用電腦的話，手臂就

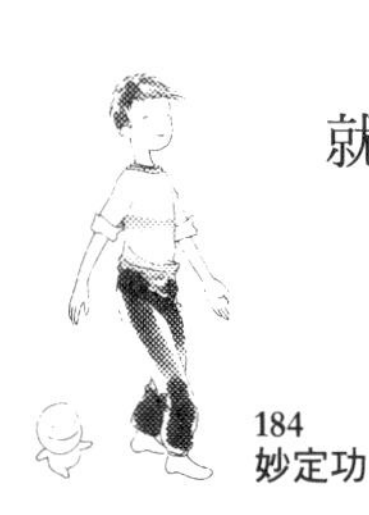

會很明顯的無法服貼在地上，而這個時候如果使用調整手部的動作，手就會比較能夠服貼地面，也能比較放鬆。

・妙定功改善痛風　　小方

台北的小方以三十五歲的年紀，由於家族性的遺傳，腳部出現了痛風的症狀。經過中醫的治療及飲食的控制，最後已經抒解了許多，後來只要在飲食上稍微注意，痛風的部位就只剩下一小點，不再成為大礙。

醫師也告訴他，剩下的部份要靠自己身體的健康才可能完全根除。當時他正好開始學習妙定功，每次練習時，痛風的腳趾就會感覺刺刺的，好像有縮脹的感覺，而經過幾次練習之後，疼痛的部位逐漸縮小，最後甚至完全消失了。

於是他就這樣，每天至少練習半個小時的妙定功，幾個月過去了，痛風的症狀幾乎已經消失不見了。

他並未因此而停止練習，而且最近還有更上一層的進展。在練妙定十式時，尤其是獨立式，才發現痛風的部位，還是有痛感，藉由練功時進入更深的療癒。

雖然妙定功並不是以治病為主要目的，但是由於其對身心氣脈直接的調正，趣入佛身，因此自然會幫助我們許多身心的疾病得到根本的調整。

小方的家人本來對他這麼年輕就有痛風的症狀非常擔心，但是看到練習妙定功之後，產生如此不可思議的效果，反而興緻勃勃的和他一起練習妙定功，現在妙定功成了他們全家共同的健康語言！

・練習妙定功讓我的骨質改善了！　景美　Ling

我是一位英文老師，自小體質不是很好骨頭是很脆的，常常容易骨折。

曾經有一次逛街買鞋，試穿涼鞋的時候，脊椎就受傷了；一個不經心，就跌跤了骨頭就受傷了。

當我妙定功練習半個月之後的，一天我班上的小朋友不小心把水潑在地板的磁磚上。我走過時，竟然整個人滑倒，跌坐下去。心中一驚：「這下完了」！起身之後，趕快檢查一下，居然毫髮無傷，平安無事。

心中自忖：「這應該是練習妙定功的利益吧！」練功之後，骨頭的氣充飽了變得密實，不易受傷了。

此外，我的皮膚變好了，變得較有光澤，很有彈性像小孩子一樣，氣機也比較飽足，所以現在很少人可以猜出我的年齡了。妙定功真是太神奇了！

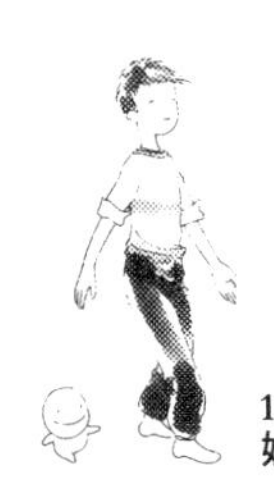

・有力氣的腿！　　高雄　美文

兩年前，我出過一次車禍，左腿及髖骨部位受到嚴重骨折，在醫院躺了兩個月，腿部吊著石膏。由於腳固定著，無法起身走動，於是我反覆聽著放鬆禪法的錄音帶，不斷地練習放鬆。

本來沒什麼知覺的左腳，練習一段時間之後，竟然會腳感到底發熱，醫生告訴我：「你的情況非常良好，不需要動手術了，自然復原就可以了。」聽了感覺很高興，深怕自己還要挨刀子。

雖然復原的情況很好，但是出院之後，雙腳還是有些不平衡，左腳無法金雞獨立，更衣時還要用手扶著牆壁。

參加禪七時，洪老師教大家練習走路。當天晚上我回到寮房換衣服時，驚訝的發現：我的左腳竟然可以使力了，可以獨立支撐，能夠使用左腳真是太高興了！

剛學習就能有這樣的效果，妙定功真的不可思議了！

・療癒舊傷　　桃園　林先生

記得高中時，我曾經發生一次車禍，當時我坐在機車後座，機車撞擊之後，整個人被撞飛起來，摔在地上，當時覺得那時自己的神識好像就要與身體脫離一般，當時旁觀的人都呆住了，沒有人意識到要把我送到醫院。

我在極度疼痛中醒來，並不知道自己受了嚴重的內傷。回家之後，不敢告訴家人，也沒有進一步治療。

上了大學的時候，參加國術社團，雖然經過長期練拳，身體也很健壯，但是胸部的傷仍然存在，造成胸部厚得有點異常，後來學習打坐，坐禪時也常感到胸部的疼痛。

不久之前，我開始學習妙定功。雖然，過去我在打坐一段時間後，胸部的骨骼有產生一些調整的現象，可是，改變的速度很緩慢。

練習妙定功半個月之後，突然發現我的老婆變矮了，但是一量之下，才知道是我變高了，胸部的骨頭明顯的跳開變平了！胸部的疼痛感也消失了！

想不到高中時代的舊傷，到現在已經三十七歲，近二十年的舊傷，練妙定功不到一個月的時間就恢復，速度之快真是不可思議！

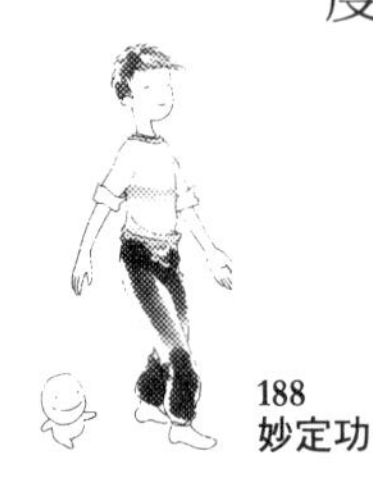

·妙定功改善我的血液循環　　北投　小瑜

長久以來，我都有腎藏的疾病，一旦太疲累時，就無法正常排尿，甚至有一兩天沒有排尿的現象，如果還是無法改善，接下就開始血尿，去醫院掛急診。這是我的宿命，雖然我看起來很強壯健康，但是這樣的疾病一直伴隨著我。

幸好，這種情形已經改善很多了，因為我練習妙定功之後，我的排尿情形轉為正常，妙定功竟然改變了我的宿命，讓我真正獲得了健康。再配合靜坐推腳的按摩，很快的，腿部水腫的現象改善了。

此外，練習睡覺的方法，讓我的微凸的肚子，漸漸轉為有腰身，實在是太美妙了！

·增加能量的妙定功　　台北　*Mindy*

我是個子很小的女生，自從練習妙定功之後，有一天和男同學推手，竟然單手輕易地推動自己都覺得很神奇。沒想到放鬆的能量，竟然源源不絕。

總之在練習妙定功的過程中，我變得比較安定，動作變得更為放鬆，力氣變得更大，當動作出去時，比較沒有預備動作，動作直接乾淨的出去，比較沒有多餘黏滯的動作。

此外，由於氣虛的緣故，我經常中暑，但是今年改善許多，缺氧量不會那麼大，即使在人多的密閉空間裏，也不會像以前一樣一進去就不舒服，至少可以待一陣子。

整體而言，身體上的變化滿大的；而且在皮膚，也變得比較細緻有彈性，連肘關節粗粗的皮都換成細細的皮膚了！

・練功的排毒淨化作用　　高雄　小蓮

我個人在練妙定功之後，有一次特殊的排毒經驗。自從成人之後，我就很少感冒，在練習妙定功不久之後，得了一個非常嚴重的感冒，大致維持了一個月。

自小體弱，感冒幾乎都是由支氣管引發的，所以我的支氣管一向比較衰弱，但是後來覺得一直感冒很不舒服，所以，一旦發覺自己快要感冒了，就會特別注意，不讓它發作，之後就再沒有發生支氣管炎這一類的感冒了，甚至連感冒都很少了。

但是這種壓伏的方式並無法清除病根，然而這一次

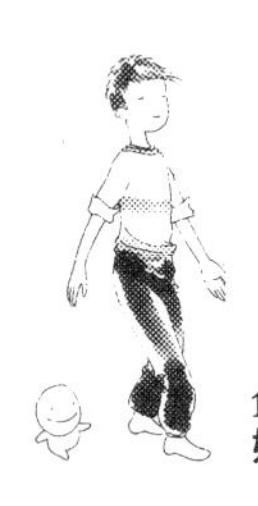

練完妙定功之後大約一個多月，我就「感冒」了，是由支氣管所發出來的，而且是非常的深沉，是從前所沒有的現象，痰也是從體內很深的地方咳出來的，有時候咳嗽還會吐出血絲，有瘀塊。可是，在整個咳嗽的過程中，並不會像以前一樣咳的很難受，也沒有感冒所引起的不舒服感覺出現。

請問老師之後，老師說這可能是因為以前感冒都是被壓伏下去的，而且加上小時候生病，都是以抗生素治療，所以有許多不好的毒素是有可能沉積在裏面的，與其說是感冒，也可說是一種排毒的反應。

而且我發現，只要將自己的姿勢調好，咳嗽便會止住，最重要的是大椎骨的三角地帶放下，而下巴平平內收、下頷這兩點放鬆下來，那麼咳嗽就會很放鬆，甚至比較不會咳嗽，痰也比較容易化掉。

很神奇的是，可以很清楚的感覺到它每一天的進步，痰是每一天、每一天的往上排出來的，是從最深層開始一直浮上來。

甚至可以這麼說，我是每一天都在看著身心的改變。在整個感冒的過程裏，別人似乎看不出我是一個生病的人，氣色仍然是很好，這應該是拜妙定功之賜。

・練習妙定功使體力增強　　　台中　吳小姐

記得我剛開始練妙定功時，功效就很迅速，第一次調身的時候，就可以感覺到氣到達四肢的末稍神經，而且當天睡覺時，全身都痲痲的，好像全身充滿電一樣。

當時我常常有氣脹滿的感覺，請問洪老師之後，老師說：「可以將骨頭放空，讓氣進入骨髓。」我照著練習時，慢慢的氣就比較內化到全身，不會有特別漲滿的感覺。

練習一陣子之後，我發現自己的膚色就變好了，精神也比以前好，體力也增強了。如果是同樣的工作量，例如熬夜，以前身體的細胞都會覺得很難受，因我原本的身體是比較不好的，可是練了妙定功之後，即使是熬夜，也不會覺得像從前一般難受，而特別感到勞累。

・我慢慢的放鬆了！　　明心

很容易緊張的我，自然有著緊張僵硬的肩膀，練習妙定功之後，這樣的肩膀似乎也柔順許多。

過一段時日，又逐漸發現到自己有一顆跳動快速的心臟，這樣的心跳帶給身體很大的緊張，身體壓力很

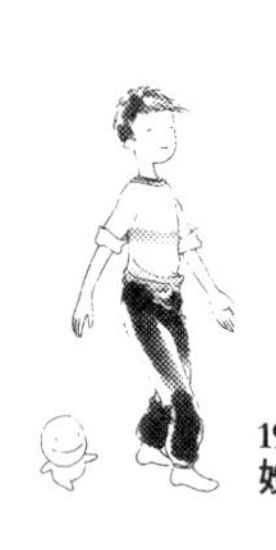

大。練習妙定功後，儘量試著讓心放鬆、放下來，平常容易緊張的心竟然也平靜許多，平靜的心也帶來平靜的情緒，感覺生活平穩許多。

　　此外，呼吸也變得更微細了，用手指頭放在鼻子前，感覺自己若有似無的呼氣與吸氣著。

　　妙定功不僅讓我的身體產生改變，連呼吸與心都能夠轉變，因為練習妙定功而看到自己的成長與轉變，實在相當有趣。

妙定功受用記

　　在每一次的妙定功練習結束後，我們可以寫下自己的最勝妙定功的修練日誌，記錄自己身、心改變的軌跡。

　　此舉不但可以與其他修學者相互交流，增加其廣度，而且可以觀察自己的身心在逐漸改善趨於圓滿的過程。

　　同時，也能夠藉自己的記錄，對妙定功產生更深刻的體會，而以此來報答佛恩。

3 妙定功的Q＆A

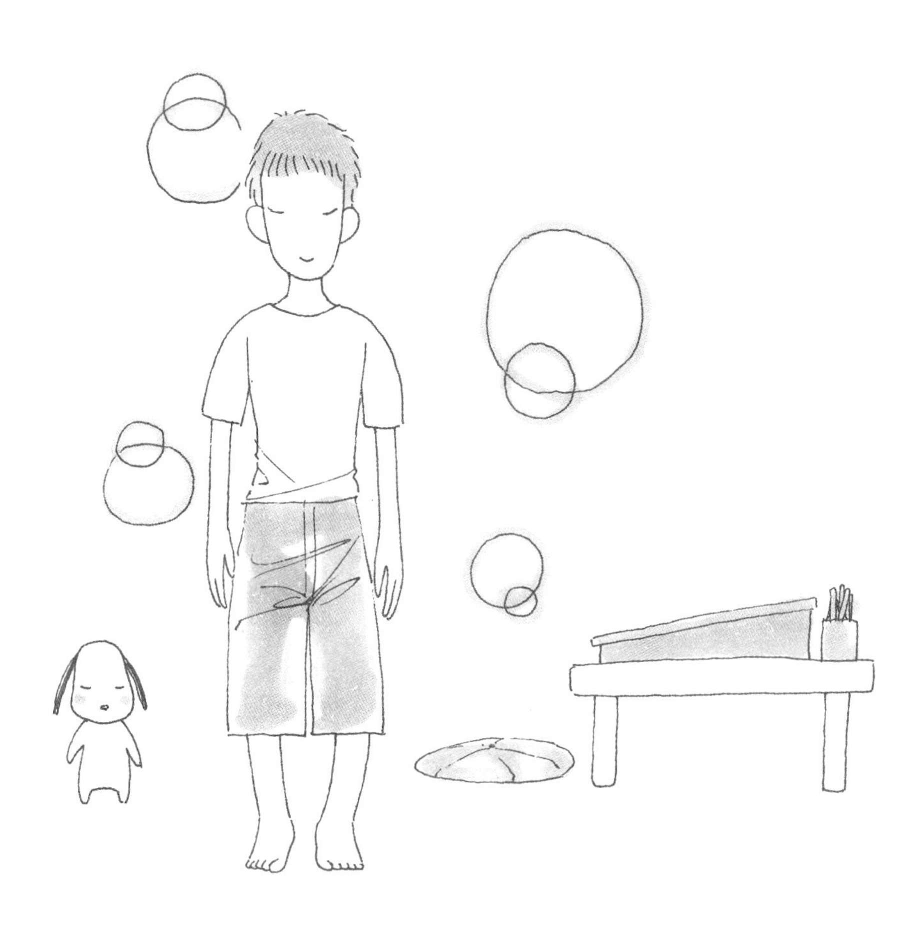

隨時隨地都可以練習妙定功

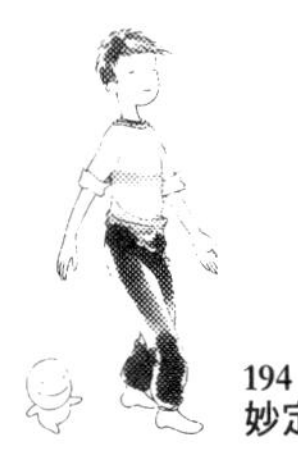

1 什麼時間練習妙定功最好？需要什麼環境？

練習妙定功不拘場所，而且不需道具，只要站立時，雙手可以伸展的空間即可。而且任何地點都可練習，隨著地點場合的不同，練習不同的姿勢或調整身線的方法；亦可以隨著自己不同的需求來調整練習。

練習的時間亦不拘，五分鐘亦可達到練習的效果，更好的是，只要隨時將姿勢調整好，就是在練習妙定功；身體哪個部位緊張時，就直接將其部位放鬆，就是練習妙定功，一天24小時都是練習妙定功的好時光。

2 如何知道自己練習的姿勢是否正確？

首先，我們要了知，我們練習妙定功的姿勢，都是相對性正確的姿勢，因此，無論如何，我們的姿勢都是慢慢趨近正確的姿勢，所以練習時不要耽心自己的姿勢是否正確。

但是，如果能有一位身心協調、精神統一的指導者來教導練習妙定功，那是最好不過了，這會讓增進我們的學習效果，充分了解，慢慢地做到良好的姿勢。

除此之外，要好好熟讀妙定功的書，隨著CD導引練習，觀看 VCD 中指導者的動作，這都會讓我們在心靈上、身體上記憶正確的姿勢，幫助我們達到良好的練習效果。

所以，掌握妙定功放鬆放下，動作只動要動的部位等心要，假以時日，姿勢會越來越好，妙定功一定會在我們的身心上烙下痕跡。

3 練習妙定功時，有些動作做不到，怎麼辦？

如我們所了解的，妙定功的練習動作是放鬆自然的，因此，如果有些動作做不到，最重要是讓身體記憶妙定師（指導妙定功的老師）幫我們調整的姿勢，然後慢慢練習趨近調整相對性的正確的位置。

透過身體、呼吸、心念的調整放鬆，慢慢地動作就愈來愈趨近正確位置。如果無法得到妙定師的指導，可以多看 VCD 中指導者的示範，慢慢地身心調整，便漸漸可以做到很多動作。

千萬不要勉強做動作，動作還是以自然放鬆為原則。

4 練習妙定功頭會暈眩，怎麼辦？

這是現代人平常工作身心過於耗損，或身體虛弱、

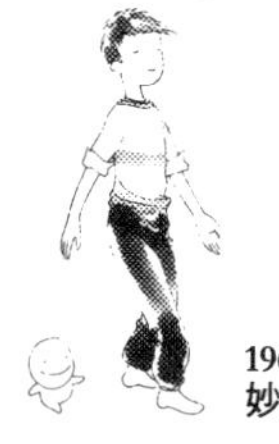

氣太虛的現象，導致剛開始練習妙定功時，產生頭暈的現象。

遇此情形，不要驚慌，只要暫停練習，坐下來休息片刻，喝點水，頭暈的情形便會減輕。

如果初始練習一次、二次、三次……都會頭暈，那你的身體真的太虛弱了，這時需要加上飲食的調整，多吃些補氣的食品，如洋蔘、松子、桃核、杏仁、枸杞等，注意乾果類不要經過油炸加工處理（會上火），要吃天然的食品。

一般而言，練習妙定功，身體會慢慢調整，讓虛弱的身體轉為強壯健康，不要因為剛開始練習時會頭暈，就不敢再練習了。有些朋友練習之後，以前的舊病未完全復原的傷都會發起，這都是妙定功回補的作用，請不要害怕，放心繼續練習，會轉變負面的生理為正面健康的身體。

5 為什麼練習妙定功之後，會有發熱的現象，之後卻覺得發冷？

大部分的現代人有吹冷氣的習慣，所以，在冷氣房中，大量的冷氣逼進我們的身體，而當我們走出冷氣房時，熱氣又逼進體內，這一進一出、一冷一熱，我們的身體就像冷熱三明治一般，一層冷一層熱。

練習妙定功之後，身體開始產生調整的作用，因此，會有發熱、發冷的現象，將貯藏在體內的燥氣、寒氣排出。

所以，現代人並不是無病就是健康，其實，我們的身心都潛藏著很多危機；所以，健康應是「生機勃勃」而不是無病，是身體、呼吸、心念三者的健康。

在健康的觀念下，練習妙定功，將讓我們身體、心念、呼吸調整至健康的狀況。

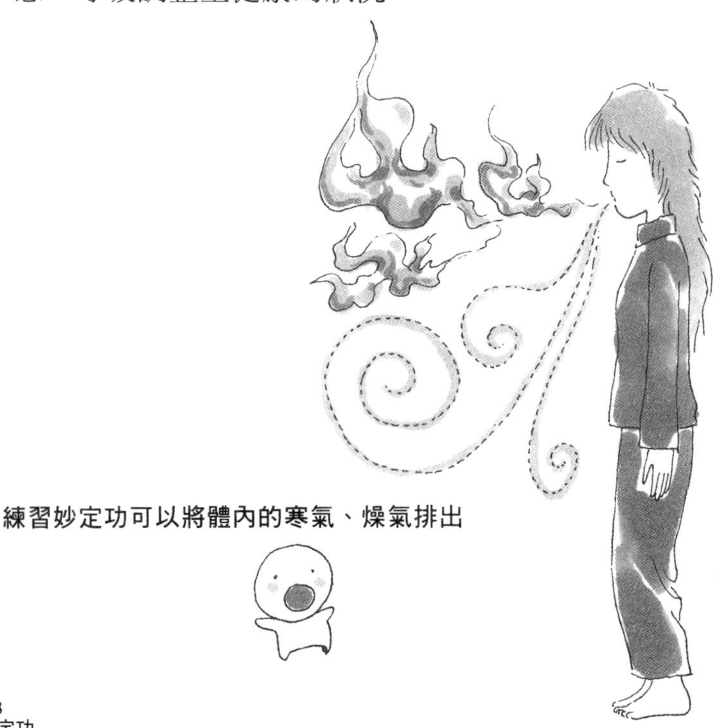

練習妙定功可以將體內的寒氣、燥氣排出

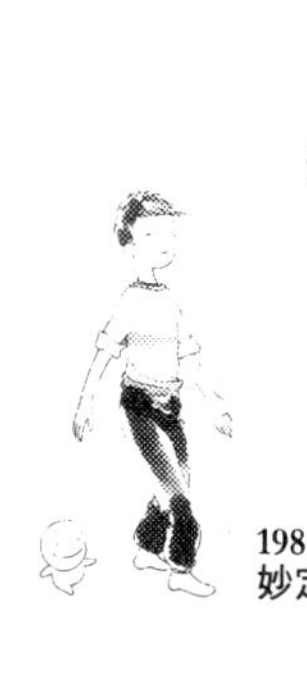

6 練習妙定功時，身體為什麼會不由自主地動？

練習妙定功時，有的人身體會有振動或搖動的情形，這是自然的現象。

這是因為身體中屬於風大的要素（呼吸、氣息等）產生增長的情形；不必特別在意，若是身體晃動得太厲害，則稍微控制一下身的，使它不要妨害到我們的練習。

身體不由自主的搖動，是身體的氣息與脈相尚未穩定的狀況，也就是所謂「風動」的現象。這就如同空氣中一邊氣壓高，另一邊氣壓低，兩邊空氣產生對流，就發生風的現象。我們身體內的情形亦是如此。

有時局部動，有時全身動；可能產生無規律的運動，也可能有規律的運動，這現象是受習慣串習的影響。

7 練習妙定功時，為什麼覺得肩膀很痠痛？如何減輕痠痛感？

肩膀是我們壓力累積的重要部位，而且我們常常有肩膀聳起的不自覺動作，因此，肩膀常常處於緊張的狀態當中。

當我們練習妙定功時，肩膀開始放鬆下來，所以肩膀會特別感到痠痛，這是很正常的狀況，不要因為痠痛就停止練習。

　　而且不只是肩膀，如果身體其它緊張部位，開始放鬆下來都會產生痠痛。減輕痠痛的方法很簡單，只要在緊張痠痛的部位，從其中心點放鬆開來，痠痛的情形會減輕些，而且，我們會更加地放鬆。

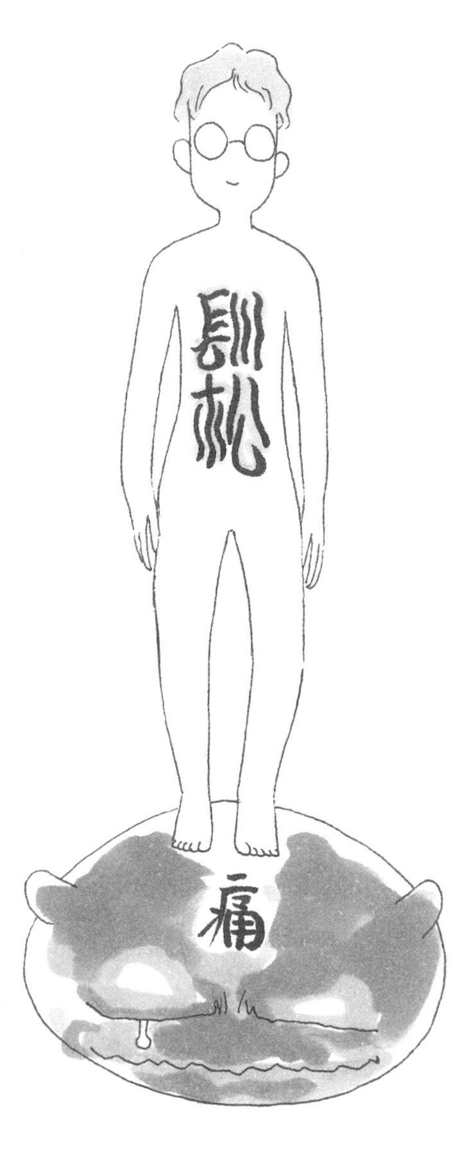

練習妙定功時，有感覺緊張痠痛的部位，就從其中心點放鬆開來

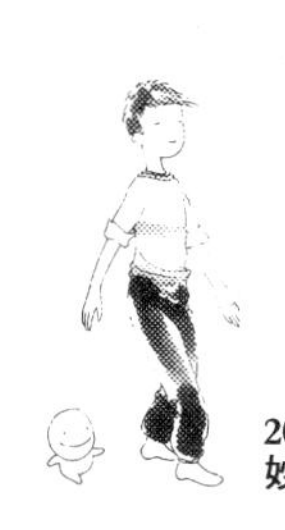

8 為什麼練習妙定功時，會覺得外在環境特別吵雜？

當我們練習妙定功之後，我們的眼睛、耳朵、鼻子、舌頭、身體、心識等六根，都會變得比較敏銳，所以，也較容易被干擾。

但是，我們應利用這外在環境聲音的影響，轉化成練習妙定功的利益，將我們的眼睛、耳朵、鼻子、舌頭、身體、意識全都放鬆。

特別是放鬆我們的耳朵，讓明利的耳朵轉為更加寬厚自在。

甚至可以觀察這些干擾的聲音，其實就如同我們的念頭一樣，遷變無常、虛幻不實。

然後還是繼續練習妙定十式。

9 為什麼練習妙定功之後，有時肚子感覺很飢餓，有時卻很飽吃不下東西？

練習妙定功時，身體會做全面性的調整，因此會有時感覺很飢餓，有時很飽足。

但是，感覺很飢餓時，不要食過量的食物，還是稍微控制，保持正常食量；很飽足時，則是氣機較為充滿的現象，應將身體放空、骨頭放空，讓氣內化於身體，身心會變得爽利輕快。

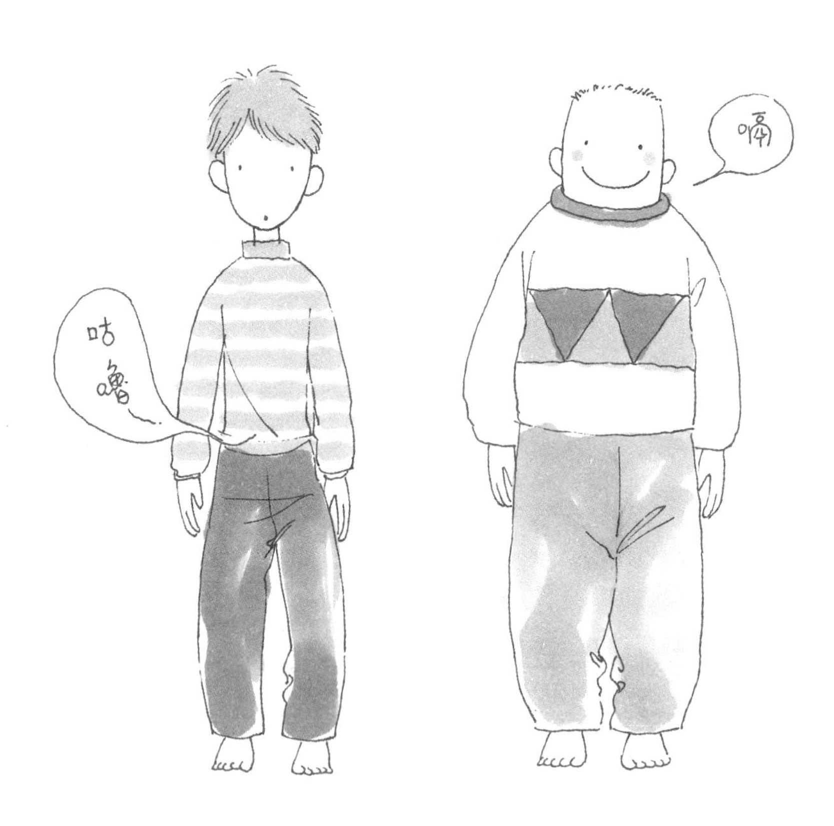

練習妙定功時，身體做全面性調整，
有時會很飢餓，有時很飽足

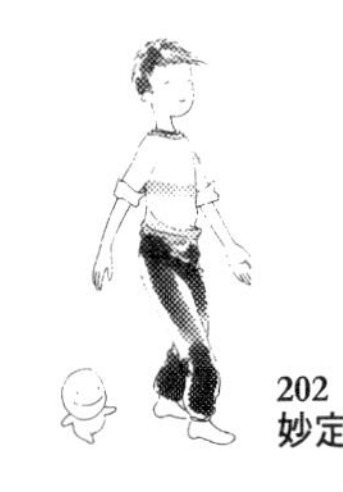

10 為什麼練習妙定功之後，覺得十分疲累，睡眠時間增加？

由於現代人平常身心耗損過多，而自己卻沒有感覺到此耗損情形，練習妙定功之後，讓身心的疲累引發出來，所以練習之後十分疲累，而且練習效果愈好則愈疲累，也愈酸痛。

這種情形在初期時休息的時間會變長，不要以為自己很貪睡，不敢睡過長的時間，其實等體能完全調整恢復之後，睡眠時間自然會恢復到正常或減少，而且睡眠品質會增加，很容易入睡，醒後精神顯得充沛有活力。

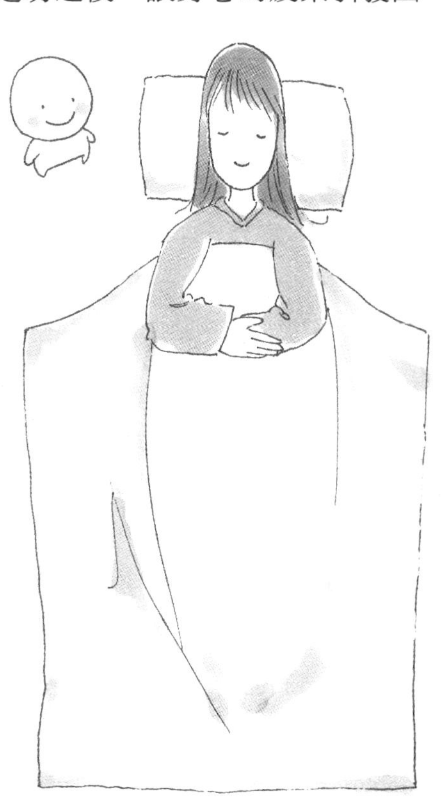

練習妙定功可以增加睡眠品質

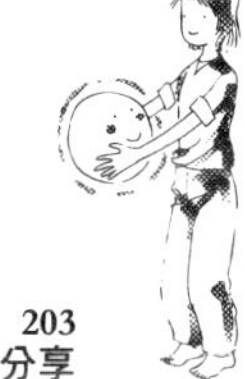

11 練習妙定功為什麼能改變我們的身形？

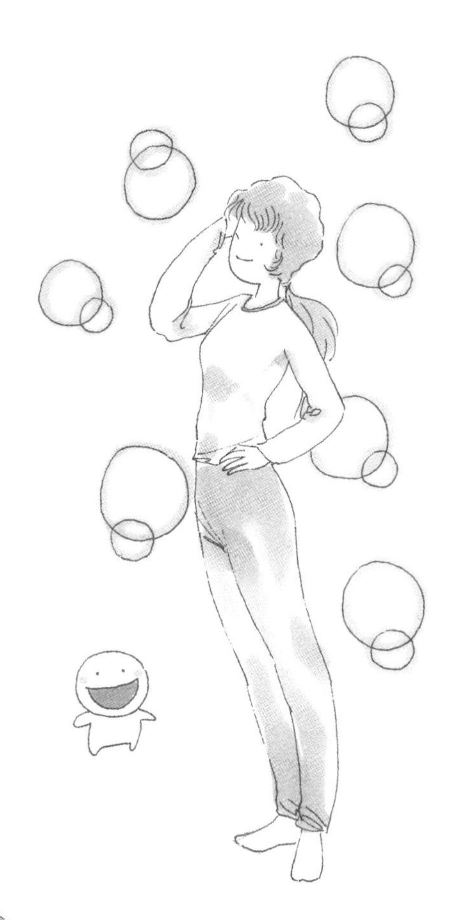

練習妙定功可以調整我們的身形

由於妙定功是依據佛身生理學的發展出的功法，所以，練習的方法是透過身體、心念、呼吸的調整來趨近佛身，讓身體、心念、呼吸都逐漸放鬆，我們的骨骼、肌肉、內臟在放鬆的過程中，逐漸氣機充滿，因此，身形也會隨之飽滿、平整、圓潤。

所以身形的改變是很自然的，而且，心念也會逐漸平靜，思緒益發活潑有創意，而呼吸則會變得更加細長綿密。

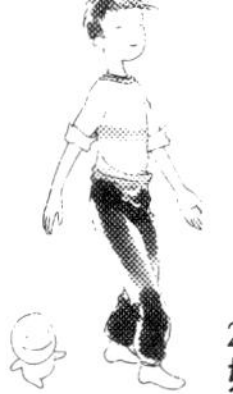

12 妙定功可以配合靜坐一起練習嗎？

練習完妙定功如果可以再靜坐一下，靜坐的效果更可以加分。

因為，當我們練完妙定功，身體的氣脈較為通暢，呼吸、心念也都調整得較微細，以這樣的身心狀態來靜坐，很快可以進入定境。

無論新學或老參，靜坐前若配合妙定功都可以獲得你意想不到的好處。

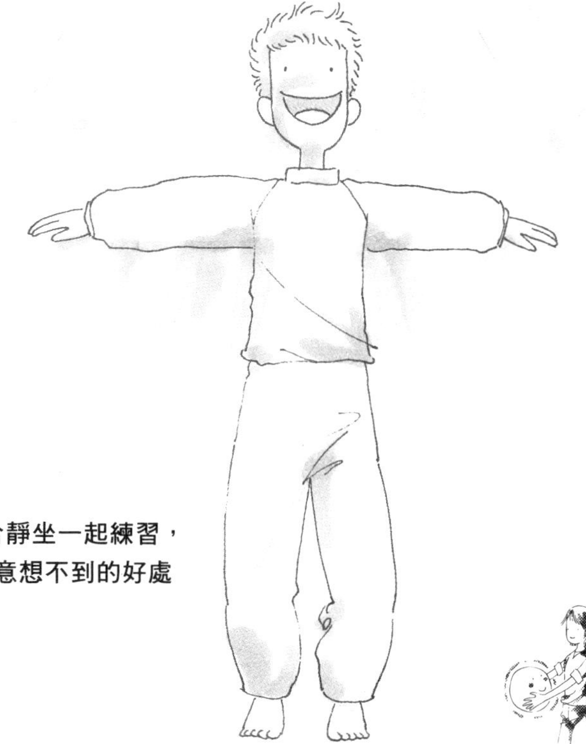

妙定功配合靜坐一起練習，可以獲得意想不到的好處

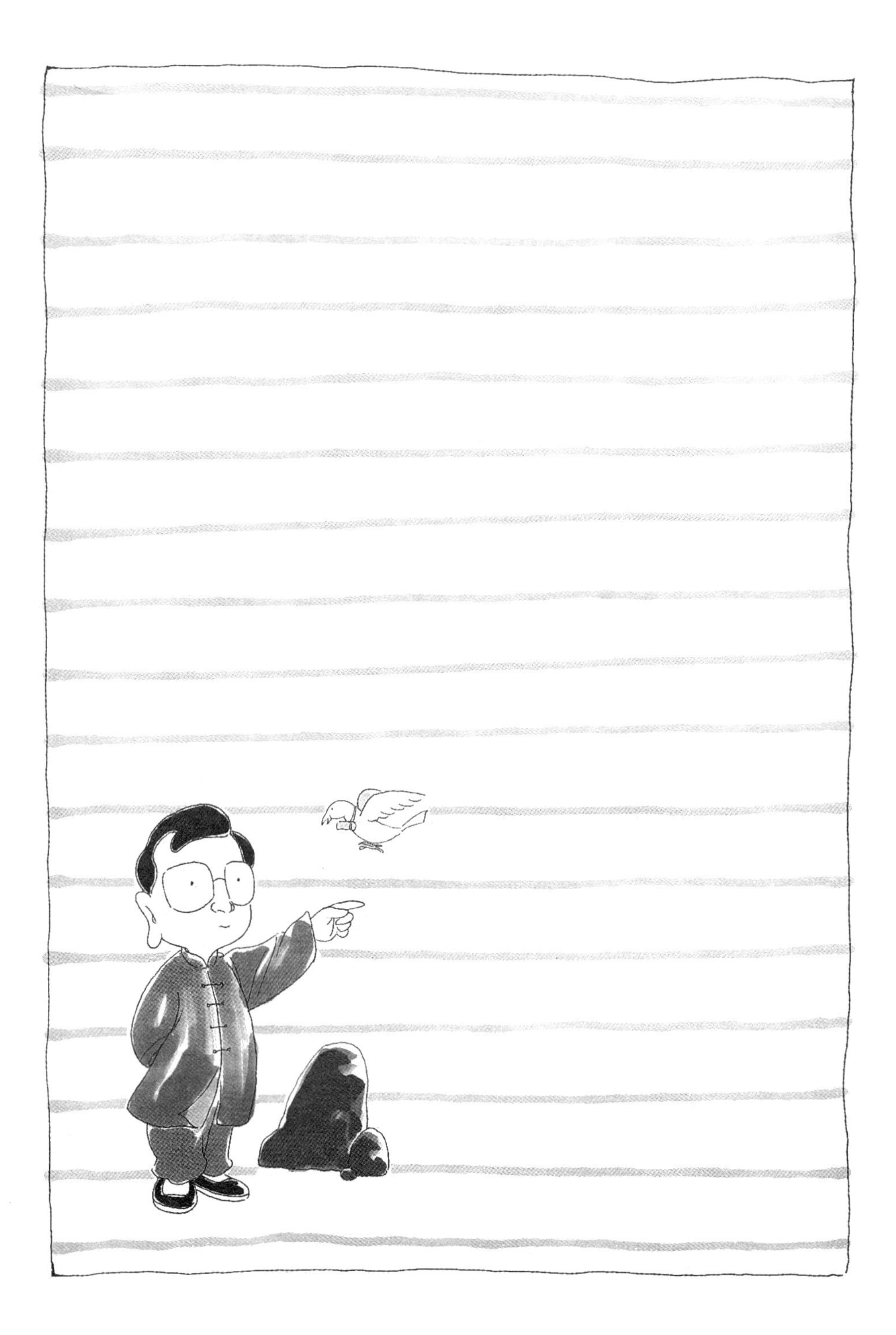

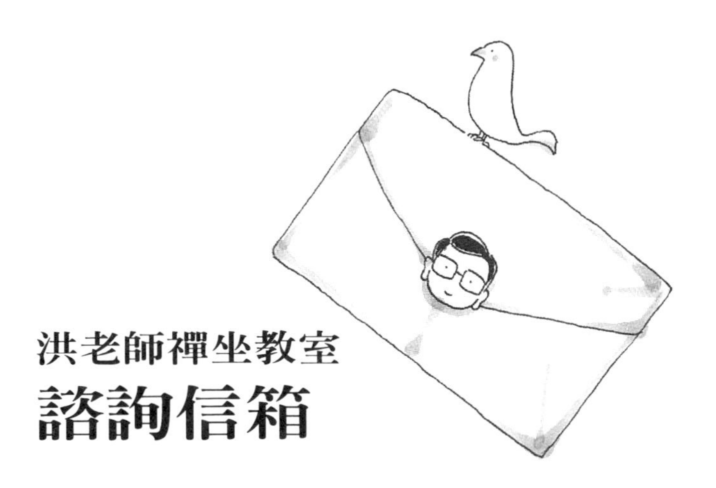

洪老師禪坐教室

諮詢信箱

傳真專線：2508-1731

永久信箱：台北郵政 26-34 號信箱

若有學習上疑問，請來信或傳真連繫。

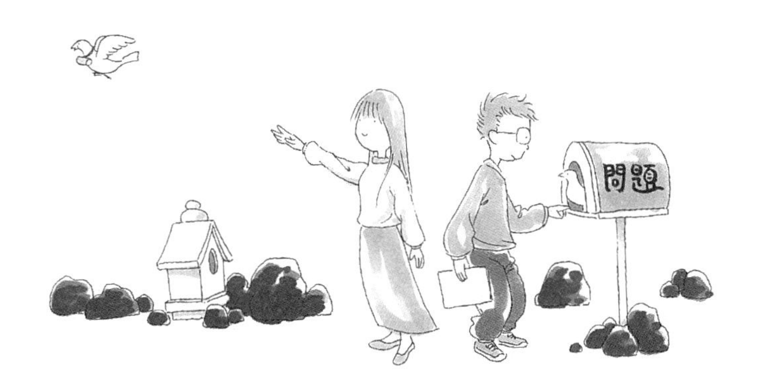

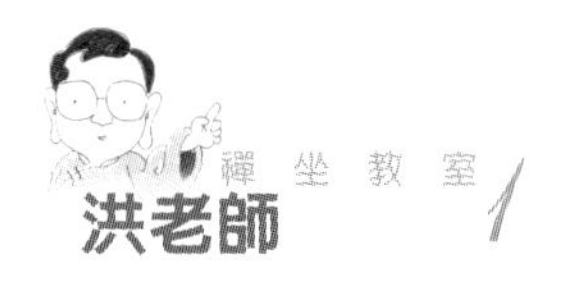

MEDITATION

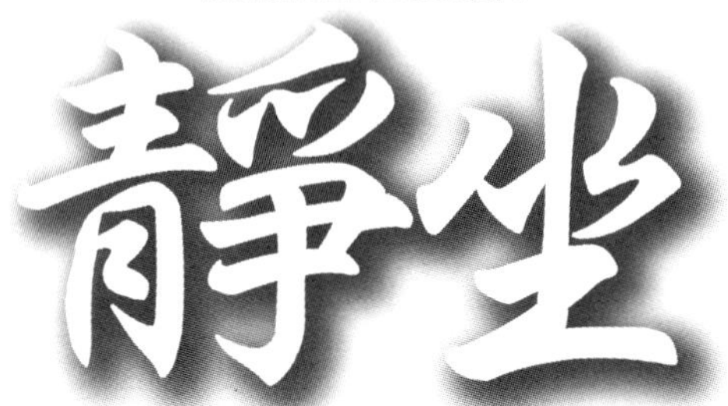

長春、長樂、長效的人生

◎作者——洪啓嵩

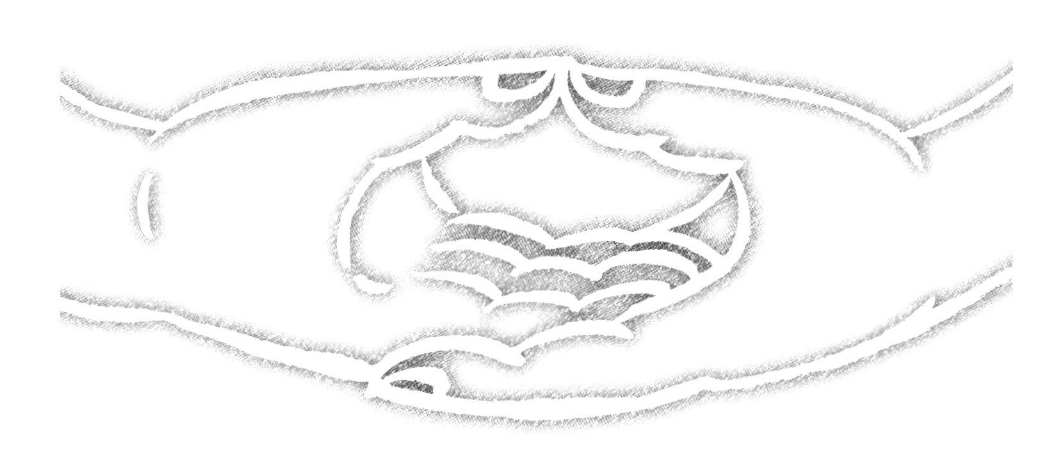

學習靜坐，可以讓你擁有「三長」的人生：長春—長壽而青春、健康的人生。
長樂—長壽、長春之外，而且喜悅快樂的人生。長效—永遠有價值、有效率的人生。
閱讀本書，可以幫助你完整認識靜坐、迅速掌握靜坐的方法和訣要，擁有長春、長樂、長效的人生！

定價\200元

全佛文化事業有限公司--- 出版目錄

產品目錄	定價	備註
〈密乘心要〉　$1600/套		
藏密基礎修法與正見--殊勝的成佛之道	$250	
大圓滿之門--秋吉林巴新巖藏法	$350	
藏密仁波切訪問集--如是我聞	$320	
薩迦派上師略傳--佛所行處	$180	
噶舉派上師教言--大手印教言	$180	
民國密宗年鑑	$320	
〈淨土修持法〉		
淨土修持法 1--蓮華藏淨土與極樂世界	$350	
淨土修持法 2--諸佛的淨土	$390	
淨土修持法 3--菩薩的淨土	$390	
〈蓮花生大士全傳〉　$1600/套		
第一部 蓮花王	$320	
第二部 師子吼聲	$320	
第三部 桑耶大師	$320	
第四部 廣大圓滿	$320	
第五部 無死虹身	$320	
蓮花生大士祈請文集	$280	
〈談錫永作品〉		
1.閒話密宗	$200	
2.西藏密宗占卜法(附占卜卡、骰子)	$450	
3.細說輪迴生死書(上)	$200	
4.細說輪迴生死書(下)	$200	
5.西藏密宗百問	$250	
6.觀世音與大悲咒	$220	
7.佛家名相	$220	
8.密宗名相	$220	

9.佛家宗派	$220	
10.佛家經論--見修法鬘	$180	
<佛家經論導讀叢書>		
1.雜阿含經導讀	$450	
2.異部宗輪論導讀	$240	
3.大乘成業論導讀	$240	
4.解深密經導讀	$320	
5.阿彌陀經導讀	$320	
6.唯識三十頌導讀	$450	
7.唯識二十論導讀	$300	
8.小品般若經論對讀(上)	$400	
9.小品般若經論對讀(下)	$420	
10.金剛經導讀	$220	
11.心經導讀	$160	
12.中論導讀(上)	$420	
13.中論導讀(下)	$380	
14.楞伽經導讀	$400	
15.法華經導讀(上)	$220	
16.法華經導讀(下)	$240	
17.十地經導讀	$350	
18.大般涅槃經導讀(上)	$280	
19.大般涅槃經導讀(下)	$280	
20.維摩詰經導讀	$220	
21.菩提道次第略論導讀	$450	
22.密續部總建立廣釋導讀	$280	
23.四法寶鬘導讀	$200	
24.因明入正理論導讀(上)	$240	
25.因明入正理論導讀(下)	$200	
<白話小說>		
1.阿彌陀佛大傳(上)--慈悲蓮華	$320	
2.阿彌陀佛大傳(中)--智慧寶海	$320	
3.阿彌陀佛大傳(下)--極樂世界	$320	
4.地藏菩薩大傳	$380	

5.大空顛狂--濟公禪師大傳(上)	$320	
6.大空顛狂--濟公禪師大傳(下)	$350	
<心靈活泉>		
1.慈心觀	$200	
2.拙火瑜伽	$280	
3.不動明王	$280	
4.準提菩薩	$250	
5.孔雀明王	$260	
6.愛染明王	$260	
7.大白傘蓋佛母息災護佑行法	$295	
8.月輪觀	$240	
9.阿字觀	$240	
10.五輪塔觀	$300	
11.五相成身觀	$320	
12.四大天王	$280	
13.穢積金剛--焚盡煩惱障礙	$290	
<佛教小百科>		
1.佛菩薩的圖像解說(一)	$320	
2.佛菩薩的圖像解說(二)	$280	
3.密教曼荼羅圖典(一)---總論、別尊、西藏	$240	
4.密教曼荼羅圖典(二)----胎藏界(上)	$300	
5.密教曼荼羅圖典(二)----胎藏界(中)	$350	
6.密教曼荼羅圖典(二)----胎藏界(下)	$420	
7.密教曼荼羅圖典(三)----金剛界(上)	$260	
8.密教曼荼羅圖典(三)----金剛界(下)	$260	
9.佛教的真言咒語	$330	
10.天龍八部	$350	
11.觀音寶典	$320	
12.財寶本尊與財神	$350	
13.消災增福本尊	$320	
14.長壽延命本尊	$280	
15.智慧才辯本尊（附 CD）	$290	
16.令具威德懷愛本尊	$280	

17.佛教的手印	$290	
18.密教的修法手印(上)	$350	
19.密教的修法手印(下)	$390	
20.簡易學梵字--基礎篇（附 CD）	$250	
21.簡易學梵字--進階篇（附 CD）	$300	
22.佛教的法器	$290	
23.佛教的持物	$330	
24.佛教的塔婆	$290	
25.中國的佛塔(上)--中國歷代佛塔	$240	
26.中國得佛塔(下)--中國著名佛塔	$240	
27.西藏著名的寺院與佛塔	$330	
28.佛教的動物(上)	$220	
29.佛教的動物(下)	$220	
30.佛教的植物(上)	$220	
31.佛教的植物(下)	$220	
32.佛教的蓮花	$260	
33.佛教的香與香器	$280	
34.佛教的神通	$290	
35.神通的原理與修持	$280	
36.神通感應錄	$250	
〈密宗叢書〉		
1.密宗修行要旨	$430	
2.密宗的源流	$240	
3.密宗成佛心要	$240	
〈密教叢書〉		
1.大圓滿傳承源流--藍寶石（上、下一套）	$1300	
〈李潤生作品系列〉		
1.佛家輪迴理論(上)	$360	
2.佛家輪迴理論(下)	$390	
3.生活中的佛法--山齋絮語	$390	
4.百論析義(上)--了解中觀哲學、空性無我的重要著作	$450	
5.百論析義(下)--了解中觀哲學、空性無我的重要著作	$480	
6.唯識、因明、禪偈的深層探究（上）	$350	

7.唯識、因明、禪偈的深層探究（下）	$390	
<黃家樹作品系列>		
1.中觀要義淺說	$290	
<守護佛菩薩系列>		
1.釋迦牟尼佛--人間守護主	$240	
2.阿彌陀佛--平安吉祥	$240	
3.藥師佛--消災延壽（附 CD）	$260	
4.大日如來--密教之主	$250	
5.觀音菩薩--大悲守護主（附 CD）	$280	
6.文殊菩薩--智慧之主（附 CD）	$280	
7.普賢菩薩--廣大行願守護主	$250	
8.地藏菩薩--大願守護主	$250	
9.彌勒菩薩--慈心喜樂守護主	$220	
10.大勢至菩薩--大力守護主	$220	
＜達賴喇嘛全傳＞		
1.達賴喇嘛一世--根敦珠巴傳	$250	
2.達賴喇嘛二世--根敦嘉措傳	$220	
3.達賴喇嘛三世--索南嘉措傳	$295	
4.達賴喇嘛四世--雲丹嘉措傳	$220	
<佛教生活藝術>		
梵字練習本(一般用)	$100	
梵字練習本(書法用)	$160	
佛菩薩種子字書寫手帖(一般用)	$160	
佛菩薩種子字書寫手帖(書法用)	$160	
<洪老師禪坐教室>		
1.靜坐	$200	
2.放鬆	$250	

全套購書 85 折　單冊購書 9 折（郵購請加掛號郵資 60 元）

全佛文化事業有限公司　Buddhall Cultural Enterprise Co.,LTD.

台北市松江路 69 巷 10 號 5 樓

TEL:(02)2508-1731　FAX:(02)2508-1733

郵政劃撥帳號:19203747　全佛文化事業有限公司

洪老師禪坐教室 3

妙定功

作　　者　洪啓嵩

發 行 人　黃紫婕

執行編輯　吳美蓮

美術設計　莊雅惠

插　　圖　弓　風

出 版 者　全佛文化事業有限公司

地址：台北市松江路 69 巷 10 號 5 樓

永久信箱：台北郵政 26-341 號信箱

電話：(02)2508-1731　傳眞：(02)2508-1733

郵政劃撥：19203747 全佛文化事業有限公司

E-mail：buddhall@ms7.hinet.net

行銷代理　紅螞蟻圖書有限公司

地址：台北市內湖區舊宗路 2 段 121 巷 28 之 32 號 4 樓

（富頂科技大樓）

電話：(02)2795-3656　傳眞：(02)2795-4100

初　　版　2003 年 3 月

初版二刷　2010 年 4 月

定價新臺幣 260 元